Energie

auftanken

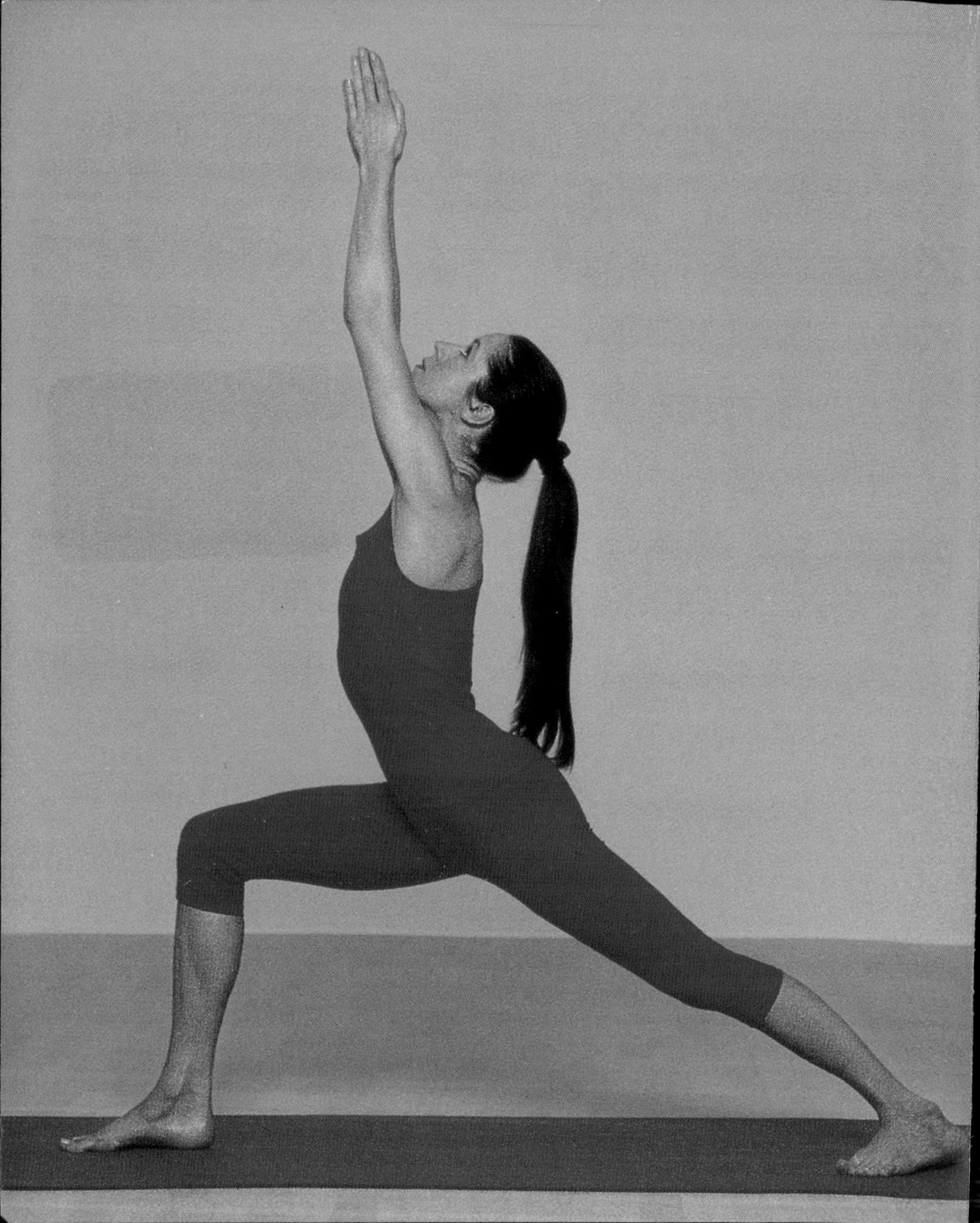

Energie auftanken

Peter Falloon-Goodhew

Dorling Kindersley

DORLING KINDERSLEY
London, New York, München,
Melbourne, Delhi

Reihenbildbetreuung Anne-Marie Bulat
Reihenbetreuung Jane Laing

Reihenberatung Peter Falloon-Goodhew
Cheflektorat Gillian Roberts
Bildredaktion Karen Sawyer
Programmleitung Mary-Clare Jerram

DTP-Design Sonia Charbonnier
Herstellung Joanna Bull

Fotos Graham Atkins-Hughes

Bibliografische Information Der Deutschen Bibliothek
Die Deutsche Bibliothek verzeichnet diese Publikation in der Deutschen Nationalbibliografie; detaillierte bibliografische Daten sind im Internet über http://dnb.ddb.de abrufbar.

Titel der englischen Originalausgabe:
Yoga for living. Boost energy

Übersetzung Susanne Klockmann, Hamburg
Redaktion Karin Schanzenbach, Hamburg

ISBN 3-8310-0436-6

Printed and bound in Hong Kong/China
by South China

Hinweis
Die Informationen und Ratschläge in diesem Buch sind von den Autoren und vom Verlag sorgfältig erwogen und geprüft, dennoch kann eine Garantie nicht übernommen werden.
Eine Haftung der Autoren bzw. des Verlags und seiner Beauftragten für Personen-, Sach- und Vermögensschäden ist ausgeschlossen.

Besuchen Sie uns im Internet
www.dk.com

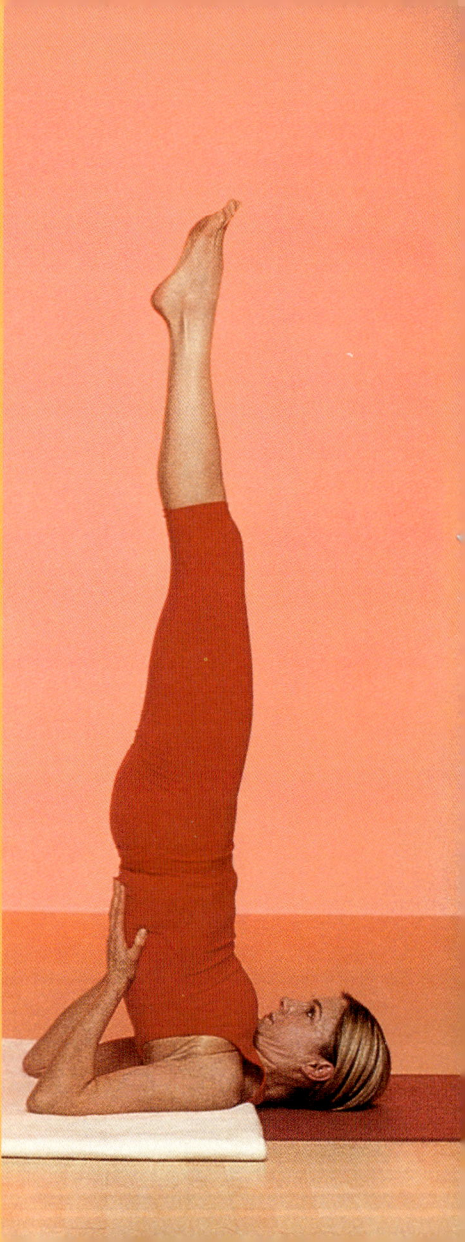

Inhalt

Einleitung

Die Anziehungskraft des Yoga ist universell. Seine ganzheitlichen Übungen sprechen physische, geistige, emotionale und spirituelle Ebenen an, steigern die Energie und führen zu einer positiveren Lebenseinstellung.

Yoga ist eine erprobte und bewährte Methode für eine rundum gute Gesundheit. Es bietet keine schnellen Adhoc-Erfolge, sondern ein langfristiges Programm für eine positive Einstellung zum Leben. Die Kombination aus Körperhaltungen, Atem- und Entspannungsübungen, Meditation und Empfehlungen zur Lebensweise kann Ihnen helfen, körperlich fit und geistig rege zu bleiben und ein positiveres und bewussteres Leben zu führen. Für viele Menschen ist Yoga eine lebenslange Reise zu sich selbst geworden, die ihnen Ausgeglichenheit und inneren Frieden beschert.

Im Unterschied zu einigen anderen Übungsformen hält Yoga für jeden das Richtige bereit – unabhängig davon, wie alt und fit Sie sind. Lesen Sie bitte dennoch den Kasten mit dem Titel »Gesundheitstipps«, bevor Sie mit dem Yoga beginnen – einige Übungen können körperlich sehr anstrengend sein.

GESUNDHEITSTIPPS

Wenn der Arzt Sie vor körperlicher Überanstrengung gewarnt hat oder Sie gesundheitliche Probleme haben, sollten Sie sich von einem qualifizierten Yogatherapeuten oder -lehrer beraten lassen (siehe Seite 128), bevor Sie zu üben anfangen. Auf Seite 17 finden Sie einige grundlegende Tipps für häufige Gesundheitsprobleme und Alternativübungen. Falls Sie schwanger sind oder vor kurzem entbunden haben, fragen Sie bitte einen ausgebildeten Yogatrainer, welche Übungen für Sie geeignet sind.

Leben ist Energie

Menschen sind komplexe Energiesysteme. Die energetischen Prozesse finden auf der physischen, geistigen, emotionalen und spirituellen Ebene statt. Die einfachste Form, Energie zu sich zu nehmen, geschieht über den Stoffwechsel. Mit der Nahrung und Atemluft nehmen wir Energie auf. Daneben gibt es die so genannte Lebensenergie – Lebensfreude ausstrahlen und sich kerngesund fühlen.

Viele Menschen verstehen unter vitaler oder Lebensenergie nichts anderes als den Ausdruck der körperlichen Energien, die durch das gemeinsame Wirken von Geist und Körper hervorgebracht werden; andere halten einen unerforschten Bestandteil für entscheidend. Im Yoga wird die vitale Energie »prana« genannt. Sie ist die Verkörperung der universellen Lebenskraft, die überall und durch alles fließt – die »Intelligenz« in der Schöpfung.

Niedrige Energielevel

Ein positives Lebensgefühl hängt auch vom Fluss der Energiemenge ab. Wenn der Energiefluss blockiert ist, sinkt der Energielevel: Die physischen, mentalen und emotionalen Energien sind unausgewogen.

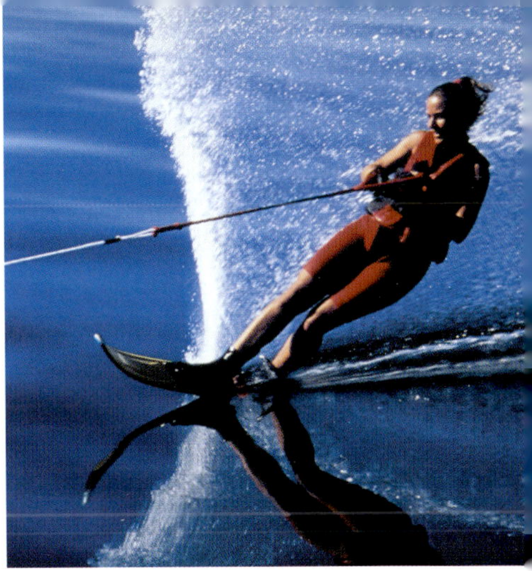

Ein hoher Energie-Level verleiht Ihrem Leben Schwung, macht Sie körperlich aktiv, emotional robust und lässt Sie positiv denken.

Wenn Ihr Energielevel niedrig ist, kommen Sie zwar noch mit den täglichen Aufgaben zurecht, doch alles, was ein wenig mehr Anstrengung erfordert, ermüdet Sie schnell. Ihnen fehlen Kraft und Ausdauer. Sie fühlen sich »nicht auf dem Damm« und wachen schon morgens erschöpft auf.

Ein zu niedriger Energiepegel kann sich auch in einer schlechten Haltung oder kraftlosen Bewegungen zeigen oder auch in einer größeren Anfälligkeit für Erkältungen.In extremen Fällen fühlen

Sie sich durch praktisch alles erschöpft.

Geistig zeigt sich ein zu geringer Energielevel in mangelnder Konzentrationsfähigkeit: Sie können sich nur schwer auf Ihre Arbeit konzentrieren, ein Buch lesen oder fernsehen, ohne sich zu langweilen oder abgelenkt zu werden; Sie sind vergesslich, treffen nur ungern Entscheidungen und bringen für nichts rechte Begeisterung auf.

In emotionaler Hinsicht führt ein niedriger Energiepegel dazu, sich schnell aus der Ruhe bringen zu lassen. Sie regen sich leicht auf, neigen zu Angst, Eifersucht und Neid. Wenn sich diese negativen Gefühle festsetzen, fällt es Ihnen zunehmend schwer, zu lachen, am Leben teilzuhaben und es zu genießen. Sie lassen sich leicht entmutigen und neigen dazu, ungewohnte Situationen als Problem zu sehen. Diese Gefühle können Ihnen weitere Energie entziehen.

Gründe

Ein niedriger oder unausgewogener Energielevel kann viele Gründe haben. Gelegentlich hat er nur eine einzige erkennbare Ursache, doch zumeist tragen mehrere Faktoren zum Energiemangel bei. Dazu gehören:

- grundlegender körperlicher Zustand,
- unausgewogene Ernährung,
- häufiges Sitzen,
- Schlafmangel,
- Stress.

Gesundheit und Energie

Ein niedriger Energielevel kann auf ein tiefer liegendes Gesundheitsproblem hindeuten. Meist treten neben Erschöpfung zusätzlich Depressionen, Angstzustände und Schlaflosigkeit auf. Auch nach Viruserkrankungen, bei Anämie, Schilddrüsenunterfunktion, schwerem Asthma und Hyperventilation, unerkannter oder schlecht eingestelltem Diabetes und chronischen Schmerzen (z. B. Rückenschmerzen und Arthritis) können sich Schwäche und Mattigkeit einstellen.

Lang anhaltende Erschöpfungszustände können auf schwere Krankheiten hindeuten, holen Sie daher den Rat eines Arztes ein.

Unausgewogene Ernährung

Grundlage für einen hohen Energielevel ist eine ausgewogene Ernährung.

Die Nahrung sollte den Anforderungen des Organismus entsprechen – sowohl zu geringe als auch übermäßige Nahrungsaufnahme können den Energiepegel ungünstig beeinflussen. Dasselbe gilt für stark behandelte Nahrungsmittel, die zudem zu viele künstliche Zusatzstoffe bzw. reichlich Salz, Zucker oder Geschmacksverstärker enthalten. Auch der häufige Konsum von Nahrungsmitteln, die süchtig machen können und z. B. Koffein und Alkohol enthalten, können zu einem unausgewogenen Energielevel führen.

Bewegungsmangel

Wer einmal eine Zeit lang bewegungsunfähig war, weiß, wie schnell Muskeln und Ausdauer durch Bewegungsmangel beeinträchtigt werden; dazu bedarf es nicht unbedingt eines Unfalls oder einer Krankheit, auch eine sitzende Lebensweise, oft begleitet von einer schlechten Haltung, trägt dazu bei. Außerdem kann sie den Verdauungsprozess ungünstig beeinflussen, die Atmungsfähigkeit behindern, Herz und Gefäße zusätzlich belasten und eine unausgewogene Muskeltätigkeit und Schwäche hervorrufen. Bewegungsmangel kann zu geistiger Trägheit führen.

YOGA UND ERNÄHRUNG

Yoga fördert eine einfache Ernährung. Nehmen Sie frische Nahrungsmittel zu sich und achten Sie darauf, wie Sie essen. Die folgenden Richtlinien helfen Ihnen, mehr Bewusstsein für Ihre Ernährungsgewohnheiten zu entwickeln; außerdem tragen sie zu einer besseren Verdauung bei.

- Nehmen Sie frisch zubereitete Gerichte zu sich.
- Essen Sie nichts, bevor Sie nicht die letzte Mahlzeit verdaut haben.
- Lassen Sie sich während des Essens nicht ablenken; lesen Sie keine Zeitung und schauen Sie nicht fern.
- Kauen Sie gut.
- Trinken Sie während der Mahlzeiten nur wenig.
- Trinken Sie zwischen den Mahlzeiten viel Wasser.

Schlafmangel

Schlafmangel ist ein weit verbreitetes Problem – die meisten Menschen benötigen acht Stunden Schlaf pro Tag. Wenn das Schlafbedürfnis nicht ausgeglichen wird, wächst der Rückstand. Oberflächlich gesehen scheinen wir uns zwar an den unzureichenden Schlaf zu gewöhnen, doch unsere Immun- und körpereigenen Regenerationssysteme, die die »Batterien wieder aufladen«, leiden. Zu langsame Reaktionen, mangelnde Konzentrations-, Leistungs- und Urteilsfähigkeit und häufiger Stimmungswechsel können die Folge sein.

Stress

Lange Arbeitszeiten und ein zu hohes Arbeitspensum können sowohl zu physischer wie auch geistiger Erschöpfung führen, vor allem wenn die Arbeit monotone Tätigkeiten beinhaltet.

Das Aufziehen von Kindern kann viel Kraft erfordern – vor allem neben einer anspruchsvollen Berufstätigkeit. Viele Menschen versuchen, so viele Aufgaben wie möglich zu bewältigen. Das kostet Energie und kann zur Abhängigkeit von Stimulanzien wie Alkohol und Nikotin führen, die helfen sollen, den Tag zu bestehen bzw. zu beschließen. Sie wirken aber nur kurzfristig, langfristig haben sie gegenteilige Folgen.

Auch finanzielle Sorgen, angespannte Beziehungen, Einsamkeitsgefühle und andere persönliche Probleme können die Energiereserven verringern und Pessimismus fördern.

Wie Yoga Ihnen hilft

Das wichtigste Anliegen von Yoga ist es, uns dazu zu befähigen, das grenzenlose Energiepotenzial zu erfahren, das den Kern unseres Wesens bildet. Da wir meist zu sehr in die Belange unseres täglichen Lebens verstrickt sind, spüren wir es normalerweise nicht. Wir neigen dazu, uns zu sehr mit unseren Wünschen, unseren Bindungen an Menschen und Gegenstände, unseren Vorurteilen und Abneigungen zu beschäftigen – und den Folgen daraus: körperlicher, geistiger und emotionaler Stress.

Um diese begrenzte Lebensweise zu überwinden, ist es notwendig, »loszulassen«. Der Weise und große Yogalehrer Patanjali, der vor mehr als 2000 Jahren lebte, beschrieb das Loslassen als Fähigkeit, »die Gedankenwellen des Geistes zu kontrollieren«. Den Geist in den Zustand gelassener Ruhe zu versetzen ist nicht leicht. Erreicht werden kann diese Ruhe durch das Trainieren von Körperhaltungen, durch Atem-, Entspannungs- und Konzentrationsübungen und durch Meditation.

Das Einüben von Körperhaltungen verbessert die Ausdauer von Herz und Gefäßen, die Muskelkraft, die Geschmeidigkeit, Balance und Koordination des Körpers und die körperliche Reaktionsfähigkeit. Schrittweise wachsen auch Selbstachtung und Energie. Allein das regelmäßige Trainieren der Haltungen macht körperlich und geistig lebhafter und reger.

Patanjali lehrt, unsere Gewohnheiten im Denken und Handeln zu ändern. Seine Lehre, die er aufgrund persönlicher Beobachtungen schuf, zeigt uns, wie wir uns gegenüber anderen Menschen und unserer Umwelt verhalten können, und ermutigt uns zu einer gesunden, positiven Lebenseinstellung. Im Wesentlichen bedeutet sie, achtsam »bei dem zu sein, was ist«.

LEBENSMAXIMEN

Eine positive Einstellung zur Welt und zu sich selbst war für Patanjali wesentlich. Versuchen Sie, nach den folgenden Maximen zu leben. Sie werden Ihnen helfen, eine positivere Lebenseinstellung zu finden, sodass Ihre Energie ungehinderter fließen kann.

In Ihrer Umgebung sollten Sie

- keinen Schaden anrichten und sich um Mitgefühl bemühen,
- aufrichtig sein,
- anderen niemals etwas stehlen; Das gilt nicht nur für den Besitz, sondern auch für die Zeit, die Energie und das Wohlwollen anderer Menschen,
- treu und selbstlos in allen persönlichen Beziehungen sein,
- es vermeiden, an Dingen (oder Menschen) aus selbstsüchtigen Gründen oder um ihrer selbst willen festzuhalten oder sie zu erwerben.

In der Beziehung zu sich selbst sollten Sie

- Klarheit in Geist und Körper entwickeln,
- das Beste aus dem machen, was das Leben Ihnen bietet,
- geistige und körperliche Vorsätze entwickeln, um mit Schwierigkeiten und Enttäuschungen besser zurechtzukommen,
- lernen, sich mit Ihrem inneren Selbst zu identifizieren statt mit Ihrer gewohnten Art, zu handeln und Situationen zu beurteilen,
- akzeptieren, dass das Leben aus mehr als der materiellen Welt besteht, und die Intelligenz, die der Welt zugrunde liegt, achten.

Das heißt, alle Aufmerksamkeit dorthin zu richten, womit Sie gerade beschäftigt sind, und sich nicht durch Gedanken oder Gefühle ablenken und die eigene Urteilskraft nicht beeinträchtigen zu lassen.

Eine neue Einstellung zum Leben

Die meisten Menschen sind daran gewöhnt, ihr Selbst, ihre Wünsche und Bindungen, ihre Vorurteile, Hoffnungen und Ängste in den Mittelpunkt ihres Lebens zu stellen. Deshalb fällt es ihnen schwer, loszulassen und selbstlos zu handeln.

Dabei geht es nicht allein um das, was getan wird, sondern auch um die Einstellung, wie es ausgeführt wird. Wir sollten selbstlos handeln und es genießen, statt uns widerwillig dazu bereit zu finden.

Wenn es Ihnen gelingt, negative Haltungen und Gefühle loszulassen, statt ihnen nachzugeben oder sie zu unterdrücken, Mitgefühl zu zeigen und zu lernen, Ihrem Herzen zu folgen, werden Sie spüren, dass Ihr Energielevel steigt. Eine negative Lebenseinstellung anderer Menschen wird Sie weniger belasten. Diese Veränderungen können nicht über Nacht erreicht werden – Sie müssen beständig daran arbeiten. Versuchen Sie, objektiver zu werden, stärker zu differenzieren und positive Haltungen zu pflegen. Machen Sie sich Patanjalis Verhaltensmaximen zu Eigen (siehe Lebensmaximen, Seite 11), und beobachten Sie, wie nah sie ihnen im Verlauf eines Tages in Gedanken, Absichten und Handlungen kommen können.

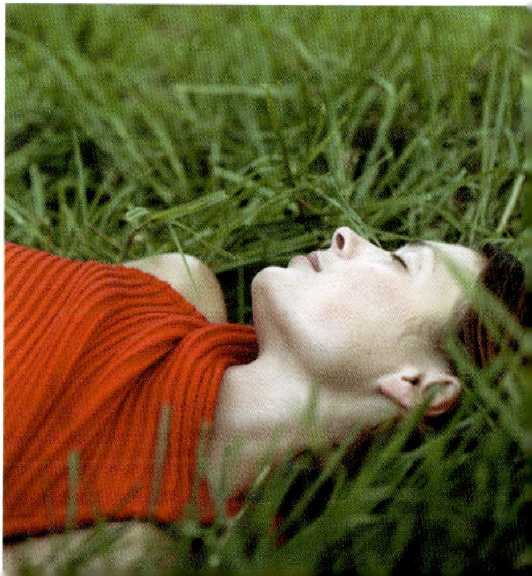

Machen Sie einen Spaziergang und denken Sie über Ihre Einstellung und Ihr Verhalten gegenüber anderen nach. Genießen Sie die Schönheit und Ruhe der Natur.

Am nächsten Tag versuchen Sie es dann wieder. Achten Sie dabei auf den Unterschied in Ihren Gefühlen. Arbeiten Sie sich auf diese Weise durch alle Maximen.

Wenn Sie fest entschlossen sind, sich daran zu halten, und sich durch eventuelle Rückschläge nicht entmutigen lassen, werden Sie bemerken, dass Sie allmählich bewusster werden, aufmerksamer, energiegeladener – und zufriedener!

Versuchen Sie, stärker im Einklang mit der Natur zu leben und sich mehr Zeit für sich zu nehmen. Auch das kann helfen. Zollen Sie Ihrer Umwelt mehr Aufmerksamkeit und lernen Sie, sie zu schätzen. Bewundern Sie die Wunder der Natur. Dann wird es Ihnen leicht fallen, die Intelligenz zu schätzen, die dem Universum zugrunde liegt, und nicht alles auf sich selbst zu beziehen. Wenn Sie dann noch die Möglichkeit haben, einige Zeit auf dem Lande bzw. an der frischen Luft zu verbringen, fern von der Hektik, dem Lärm und dem Schmutz unserer modernen Gesellschaft, können Sie in energetischer Hinsicht von der Ruhe und der guten Luft profitieren, die Sie einatmen.

WIE SIE DIESES BUCH VERWENDEN

Neben der Einleitung besteht dieses Buch aus drei Teilen. In den Grundlagen finden Sie einige grundsätzliche Regeln und Atem- und Dehnübungen des Yoga. Machen Sie sich damit vertraut, bevor Sie mit den Übungen beginnen. Der Übungsteil enthält eine Auswahl an Haltungen und Atemübungen sowie eine einfache Meditations- und Entspannungstechnik. Arbeiten Sie sich schrittweise durch diese Haltungen und üben Sie jeweils nur eine bis zwei davon. Befolgen Sie die Anweisungen sorgfältig und Schritt für Schritt. Wenn Ihnen eine Haltung zu schwierig ist, versuchen Sie es mit der Alternative.

Der Teil Programme enthält eine Auswahl von Haltungen und anderen Übungen, die zu kurzen Yogaprogrammen für besondere Situationen und spezielle Anforderungen zusammengestellt wurden. Achten Sie darauf, dass Sie die Haltungen gut verstanden und geübt haben, bevor Sie mit den Programmen beginnen.

Yoga lernt man traditionellerweise von einem Lehrer. Auch Sie werden von Yogastunden profitieren, sofern Sie es nicht schon tun. Auf Seite 128 sind die Organisationen aufgeführt, die Ihnen helfen, eine(n) qualifizierte(n) Lehrer bzw. Lehrerin zu finden.

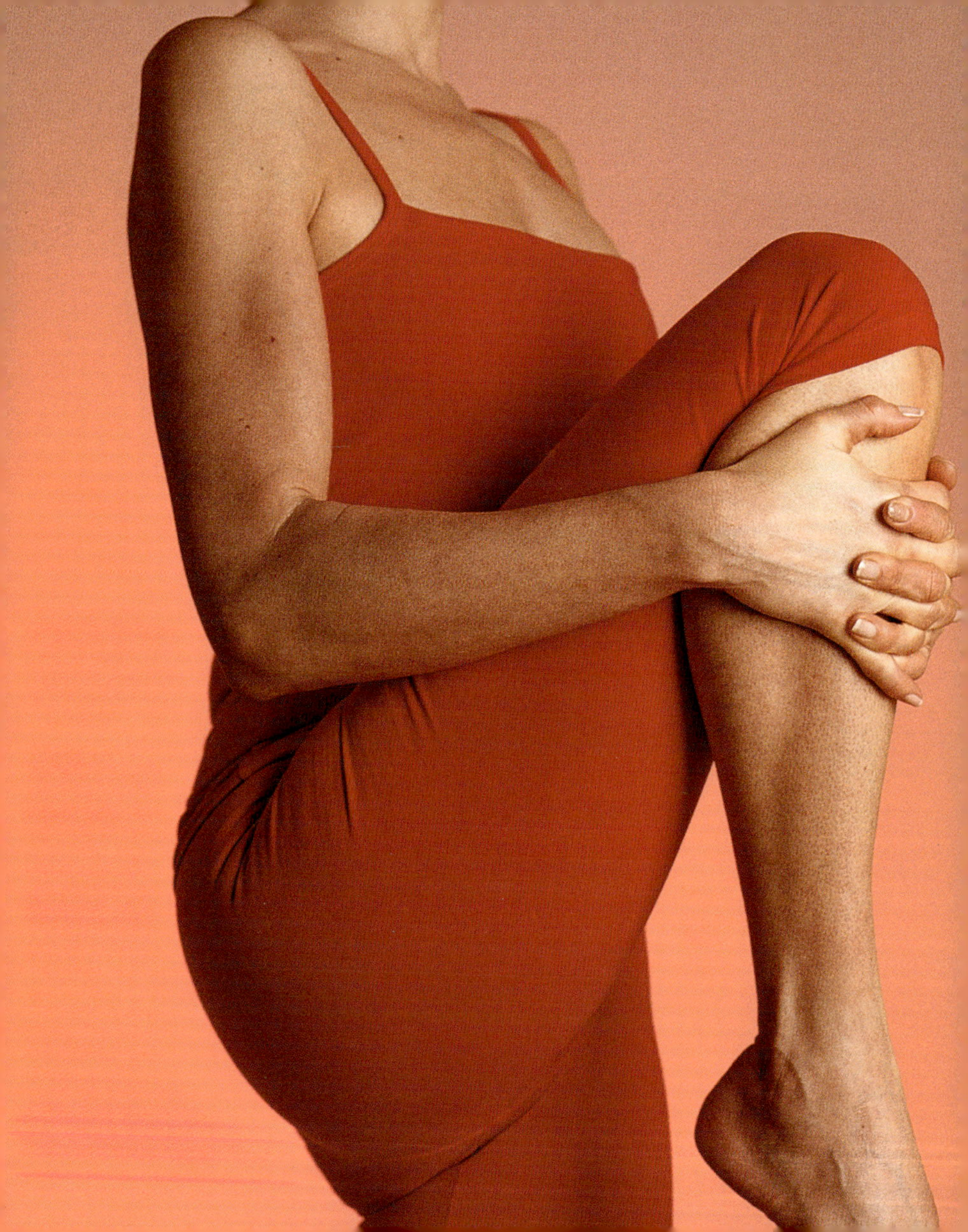

Teil 1

Grundlagen

Dieser Abschnitt enthält Tipps für alle, die mit Yoga beginnen. Dazu gehören neben den grundlegenden Haltungen im Stehen, Sitzen und Liegen Übungen, die Sie auf die Yogapositionen vorbereiten, und Atem- und Dehnübungen, die den Körper lockern und dazu beitragen, Atem und Bewegung zu koordinieren.

Ehe Sie beginnen

Yoga beginnt mit Ihrer Haltung. Nehmen Sie sich die Zeit, die allgemeine Einführung in diesem Abschnitt zu lesen. Sie wird Ihnen helfen, die Übungen bewusst und sinnvoll auszuführen.

Suchen Sie sich eine Zeit, zu der Sie regelmäßig üben können. Es ist besser, jeden Tag ein wenig Yoga zu machen als zwei- oder dreimal pro Woche viel. Günstig sind die Zeiten vor dem Frühstück oder am frühen Abend.

Üben Sie immer mit leerem Magen: Nach einer größeren Mahlzeit sollten Sie drei Stunden verstreichen lassen, nach einem leichten Essen zwei und nach einem kleinen Imbiss eine Stunde, bevor Sie üben. Tragen Sie bequeme Kleidung, die Ihre Bewegungen und Ihren Atem in keiner Weise einengt. Üben Sie auf einer rutschfesten Matte oder auf einer anderen Unterlage, und sorgen Sie für genügend Platz.

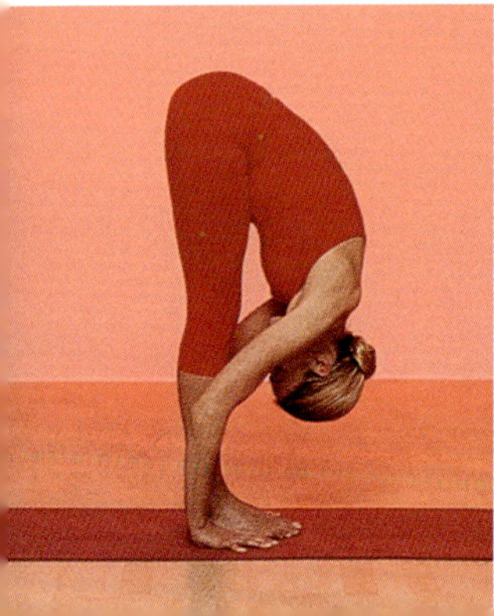

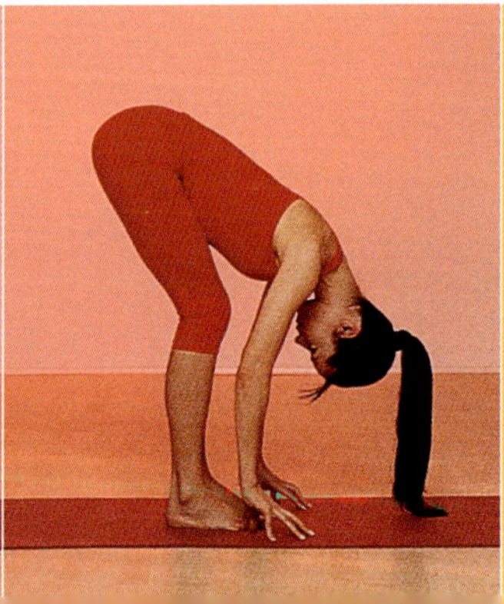

ACHTEN SIE AUF IHRE GRENZEN

Zwingen Sie Ihren Körper niemals in eine Haltung. Für fast alle Yogaübungen gibt es leichtere Alternativen. Hier sehen Sie die vollständige und eine modifizierte Form der Vorwärtsbeuge.

Übernehmen Sie sich in den ersten Yogasitzungen nicht. Unter Umständen werden Sie sich zuerst etwas steif fühlen, doch diese Steifheit geht schnell vorüber. Keine der Übungen sollte Ihnen Schmerzen bereiten; falls etwas wehtut, üben Sie noch behutsamer. Wenn Sie Schmerzen in der Brust verspüren, Ihr Herz unregelmäßig schlägt, Sie sich benommen fühlen oder kurzatmig werden, hören Sie auf. Sollten die Beschwerden auch bei sachterem Üben nicht verschwinden, holen Sie den Rat eines Arztes ein.

Messen Sie sich niemals an anderen oder an den Fotos in diesem Buch, ebenso wichtig ist es, sich nicht unter Druck zu setzen. Jeder Mensch hat unterschiedliche Stärken und Schwächen. Machen Sie es sich zur Maxime, innerhalb Ihrer Grenzen zu arbeiten und sie allmählich zu erweitern, ohne sie gewaltsam zu überschreiten.

Führen Sie Yogaübungen immer ausgewogen aus: Gleichen Sie starke Vorwärtsbeugen durch Rückwärtsbeugen aus, kombinieren Sie beide mit Drehungen. Wenn Sie eine Haltung auf einer Körperseite eingeübt haben, wiederholen Sie sie zur anderen.

YOGA BEI GESUNDHEITLICHEN EINSCHRÄNKUNGEN

- Bei Bluthochdruck, Herzbeschwerden, grauem Star oder Netzhautablösung sollten Sie Ihren Kopf nicht unter die Herzlinie bringen.
- Bei Bluthochdruck oder Herzbeschwerden anstrengende Haltungen im Stehen oder in der Bauchlage nur für kurze Zeit einnehmen; bei Bluthochdruck außerdem die Arme unterhalb des Kopfes lassen.
- Bei niedrigem Blutdruck aus Umkehrhaltungen langsam zurückkommen.
- Bei Rücken- und Ischiasbeschwerden Beugen und Drehungen vermeiden, die Schmerzen oder andere Symptome hervorrufen. Lassen Sie Ihre Knie bei Vorwärtsbeugen angewinkelt.
- Bei Leistenbruch oder nach Bauch- und/oder Unterleibsoperationen Unterleib nicht zu stark belasten.
- Bei Arthritis bewegen Sie die Gelenke nur, soweit es schmerzfrei möglich ist.
- Bei Nackenbeschwerden den Kopf bei Rückwärtsbeugen nicht extrem in den Nacken legen, bei allen Seitwärtsbewegungen und Drehungen behutsam vorgehen.
- Während der Menstruation sollten Sie gemächlicher als üblich üben. Vermeiden Sie Umkehrstellungen und Haltungen, die den Unterkörper und Beckenbereich stark belasten.

Grundhaltungen

Im Yoga haben die Grundhaltungen im Stehen, Sitzen und Liegen eine wesentliche Bedeutung. Sie helfen, Stabilität zu entwickeln und auf die positiven Wirkungen der aufrechten Haltung, des Atmens und des ungehinderten Energieflusses aufmerksam zu werden. Außerdem bilden sie die Grundlage für alle weiteren Haltungen.

Bequem und stabil sitzen zu können ist auch wichtig für die Atemübungen und das Meditieren. Es ermöglicht Ihnen, konzentriert zu bleiben. Das Liegen wird oft eingesetzt, um Aufmerksamkeit für den Körper und den Atem zu entwickeln, zu entspannen und dem Körper die Chance zu geben, die wohltuenden Wirkungen der Yogaübungen zu speichern.

Wenn Sie irgendeine Position nicht einnehmen können, verwenden Sie ein Hilfsmittel, z.B. einen Hocker oder Kissen.

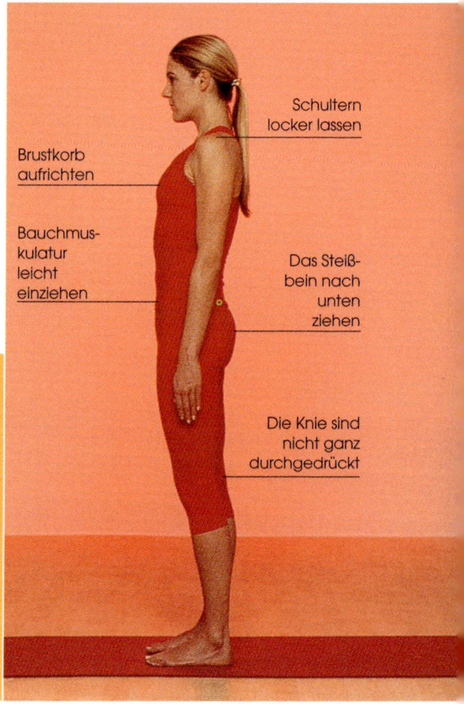

STEHEN

Aufrecht hinstellen, die Füße hüftbreit zueinander. Hüfte und Knöchel bilden eine Linie, die Schultern fallen locker nach unten. Füße auf den Boden pressen. Körper aufrichten, den Brustkorb weit machen. Fest stehen und sich ausbalancieren. Der Kopf ist so ausgerichtet, als ob er von einem Faden an der Decke gehalten würde. Geradeaus blicken, entspannen und normal atmen.

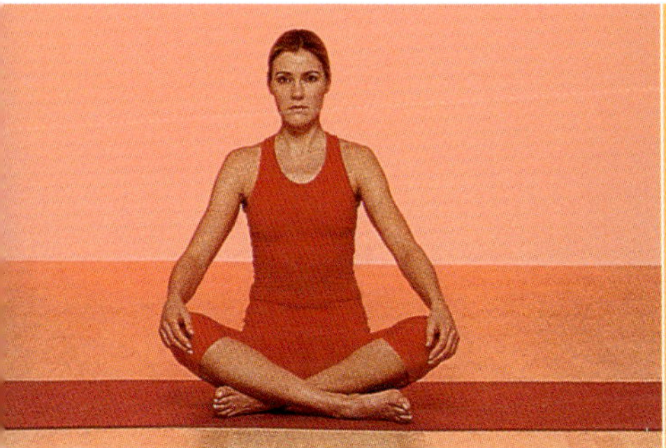

SCHNEIDERSITZ

Diese Grundhaltung eignet sich gut für Atemübungen. Beine kreuzen und die Füße unter die Wade des anderen Beins ziehen. Gewicht nach vorne verlagern, Wirbelsäule gerade machen, Kopf aufrichten. Schultern locker lassen. Wenn die Knie höher als die Hüften sind, verwenden Sie einen Sitzhocker.

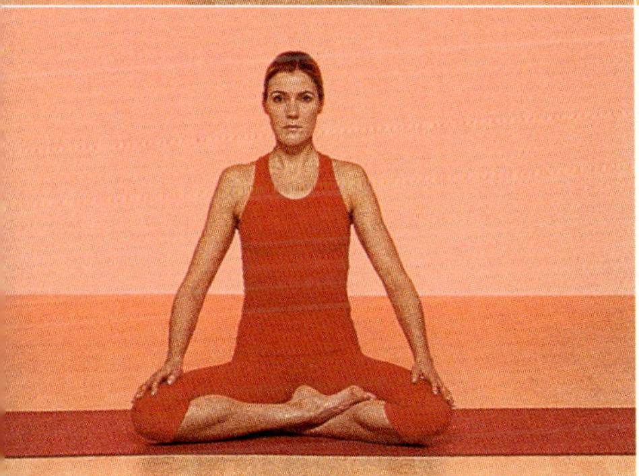

SITZEN FÜR FORTGESCHRITTENE

Diese Position bietet mehr Stabilität bei längerem Sitzen (z. B. beim Meditieren): Die Beine im Sitzen spreizen, die Sohle des linken Fußes unter den rechten inneren Oberschenkel und den rechten Fuß auf oder vor die linke Wade ziehen, die Fersen berühren sich, die Knie sollten auf dem Boden liegen.

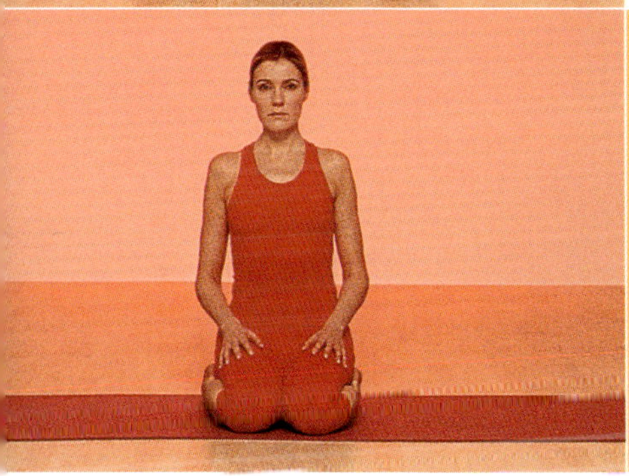

FERSENSITZ

Probieren Sie diese Haltung aus, wenn Sie das Sitzen mit gekreuzten Beinen unbequem finden. Auf die Fersen setzen, die Oberschenkel zeigen nach oben. Knie und Füße hüftbreit auseinander nehmen und auf einem Hocker, einer Decke oder einem Kissen sitzen. Die Wirbelsäule lang machen und den Kopf aufrichten, Schultern und Nacken locker lassen.

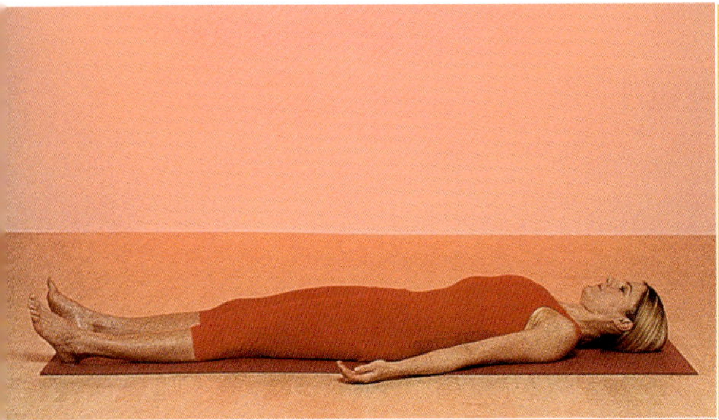

LIEGEN AUF DEM RÜCKEN

Auf den Rücken legen und die Beine ausstrecken, die Füße hüftbreit auseinander. Arme neben dem Körper ablegen, Handrücken auf dem Boden, Hals locker lassen, Kopf gerade auf den Boden bringen.

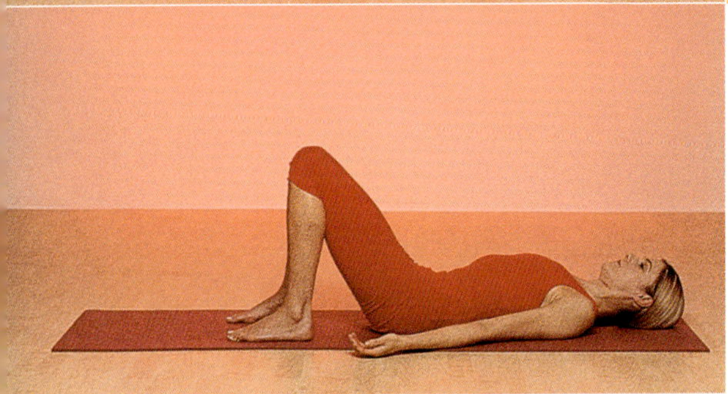

LIEGEN MIT ANGEZOGENEN BEINEN

Wenn Ihnen das flache Liegen unangenehm ist, können Sie die Beine aufstellen: die Füße hüftbreit auseinander, die Knie aneinander gelehnt.

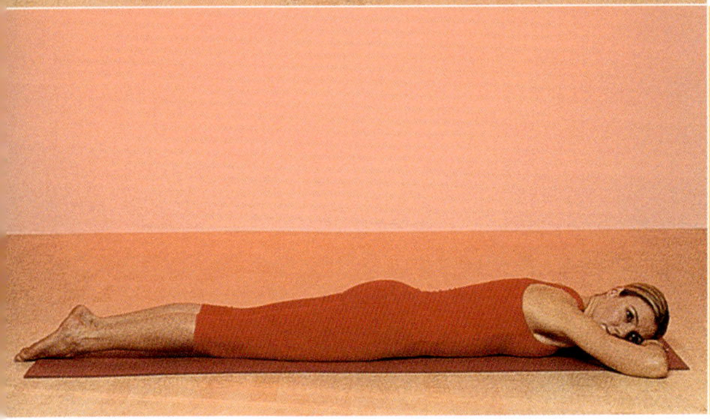

LIEGEN AUF DEM BAUCH

Eine gute Position, sich zwischen Vorwärtsbeugen auszuruhen: Die Füße hüftbreit auseinander, die Hände vor dem Gesicht verschränkt, den Kopf zur Seite gedreht darauf legen. Die Fersen nach außen fallen lassen.

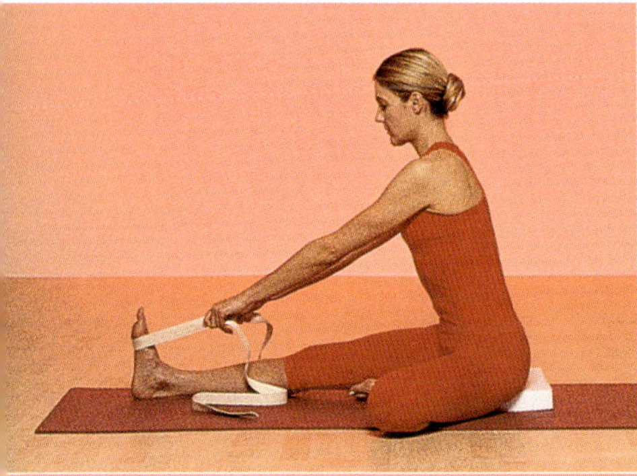

MIT GÜRTEL, HOCKER ODER UNTERLAGE ARBEITEN

Gürtel und Hocker (oder Unterlage) können in vielen Situationen zur Unterstützung und Stabilisierung eingesetzt werden. Sie ermöglichen es, die Haltungen wirksam einüben zu können, ohne sich zu überanstrengen. Beim Vorwärtsbeugen hilft z. B. ein Gürtel – wie abgebildet –, wenn Kniesehnen oder Hüften steif sind.

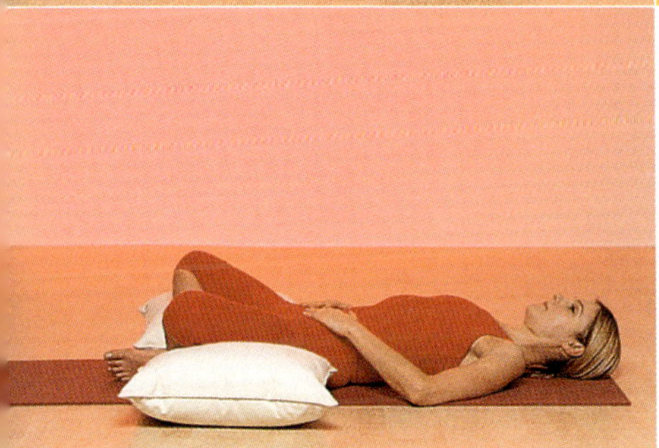

KISSEN

Ein Kissen kann verschiedene Körperteile stützen. Mithilfe des Kissens können innere und äußere Oberschenkelmuskeln entspannen und die Hüfte sich weiter öffnen. Übende können länger in dieser Haltung bleiben, ohne durch Beschwerden abgelenkt zu werden.

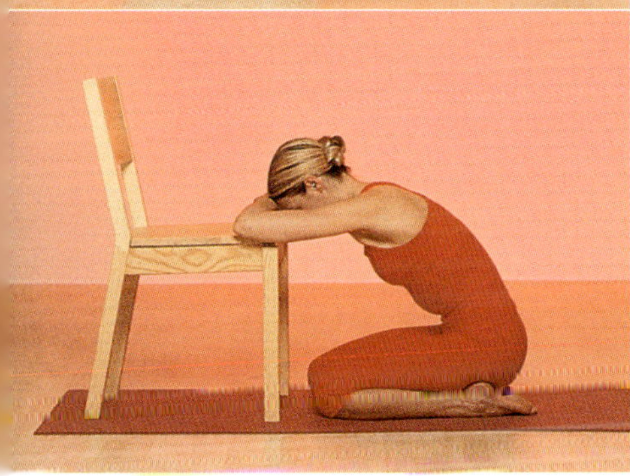

STUHL

Mithilfe eines Stuhls können Haltungen abgewandelt werden. Hier sehen Sie eine Version der »Kind«-Position (Seite 74) für Menschen mit Bluthochdruck. Auch zum Atmen und Meditieren kann ein Stuhl benutzt werden. Setzen Sie sich auf den Rand und stellen Sie die Fußsohlen flach auf den Boden, Hände auf den Oberschenkeln oder auf dem Schoß.

Zentrieren

Nehmen Sie sich einige Minuten Zeit, bevor Sie mit den Yogaübungen beginnen, um Körper und Geist zur Ruhe kommen zu lassen. Diese Technik hilft, Aufmerksamkeit und Bewusstsein zu entwickeln.

Sie können sich zentrieren, indem Sie sich einige Minuten hinstellen, hinsetzen oder ruhig hinlegen. Achten Sie auf eine bequeme Stellung. Beobachten Sie Ihren Atem und lassen ihn einen ruhigen, natürlichen Rhythmus finden; Ihre Gedankentätigkeit wird dabei nachlassen. Wenn Ihr Körper steif ist und die Muskeln angespannt sind, entspannen Sie sich mithilfe der folgenden Übungen, bevor Sie mit den Haltungen beginnen.

Die Mitte im Liegen finden

1 Auf den Boden legen und die Füße hüftbreit aufstellen, die Arme neben dem Körper ablegen, die Handrücken auf dem Boden, die Finger drehen sich leicht nach innen, den Hinterkopf in der Mitte ausrichten und den Hals locker lassen. Wenn die Halsmuskeln angespannt sind, zur Unterstützung eine Unterlage oder ein dünnes Kissen unter den Kopf legen.

2 Die Wirbelsäule auf den Boden sinken lassen. Auf den Fußsohlen vom Körper weggleiten, sodass die Beine ausgestreckt sind, Beine und Füße nach außen fallen lassen. (Wenn Ihnen diese Haltung unangenehm ist, lassen Sie die Füße aufgestellt.) Die Augen schließen. Wie ausgeglichen fühlt sich Ihr Körper an? Liegen die einzelnen Körperteile gleich schwer auf dem Boden? Fühlen sich einige angespannt an?

3 Langsam die Aufmerksamkeit auf die einzelnen Körperteile richten. Mit den Füßen beginnen und langsam nach oben vorarbeiten: Unterschenkel, Oberschenkel, Hüfte, Po, Hände, Unterarme, Oberarme, Brustkorb, unterer Rücken, oberer Rücken, Schultern, Hals und Kopf. Jeden Körperteil einzeln entspannen. Lassen Sie sie auf den Boden sinken. Auf Ihren Atem achten. Atmen Sie durch die Nase? Versuchen Sie nicht, den Atem zu kontrollieren oder zu verändern. Beobachten Sie nur die Bewegung des Atems in den Körper hinein und wieder hinaus. Den Atemrhythmus langsam, tief und natürlich werden lassen. Mit jedem Ausatmen alles Schwere loslassen: Spüren Sie, wie Ihr Körper auf den Boden »sinkt«.

4 Richten Sie Ihre Aufmerksamkeit auf das Ausatmen. Lassen Sie das Ausatmen ein wenig länger als das Einatmen werden. Mit dem Ausatmen von zehn an abwärts zählen, ruhig und ohne Eile weiteratmen. Bei null angekommen, Hals dreimal sanft von einer Seite auf die andere drehen. Arme beim Einatmen in Richtung Decke strecken und nach hinten ziehen. Bis in die Fingerspitzen dehnen, während Sie den unteren Teil der Wirbelsäule in den Boden und die Fersen nach vorn drücken. Für einige Atemzüge so bleiben und entspannen. Arme beim Ausatmen zurück zur Seite oder auf den Bauch bringen. Dann drehen Sie Ihren Körper langsam auf eine Seite, halten einen Moment inne und setzen sich dann langsam auf bzw. stehen auf.

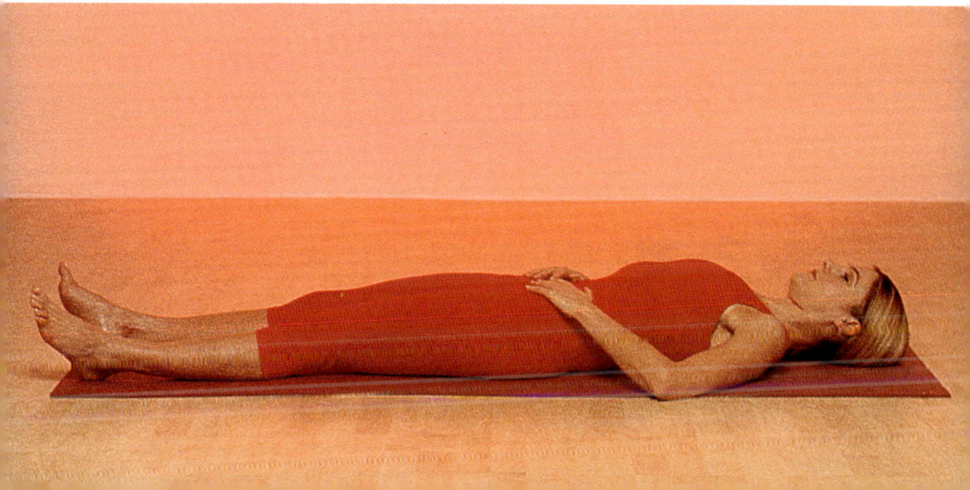

Grundlagen des Atmens

Zwischen dem Atem und dem physischen, geistigen und emotionalen Zustand gibt es eine grundlegende Verbindung. Der Atem ist der Weg des »prana« — der »Atem hinter dem Atem« — in den Körper.

Der Atem versorgt den Organismus mit Sauerstoff. Aus dem Stoffwechsel beziehen wir die Energie zum Bewegen, Denken und Fühlen. Außerdem entsorgt der Atem das Kohlendioxid, das wichtigste Abfallprodukt des Stoffwechsels. Spannungen in der Atemmuskulatur zwischen und unter den Rippen können ein Engegefühl und sogar Schmerzen in der Brust hervorrufen. Atem-Entspannungsübungen können helfen, derartige Schmerzen in Oberkörper, Hals und Schultern zu beseitigen. Dadurch verbessert sich die Fähigkeit, den Atem unterschiedlichen Situationen anzupassen.

Der Atem verbindet Geist und Körper. Mithilfe unterschiedlicher Atemmuster, z. B. Rhythmus und Länge des Atems, Länge des Ausatmens und Balance zwischen dem rechten und linken Nasenloch, können wir unseren physischen, geistigen und emotionalen Zustand beeinflussen.

Gute Atemgewohnheiten

Im Yoga wird bevorzugt durch die Nase geatmet – in einem langsamen, ruhigen Atemrhythmus, bei dem das Zwerchfell eingesetzt wird, und die Koordination von Bewegung und Atem wird gefördert. Bei den öffnenden Bewegungen wie z. B. dem Rückwärtsbeugen wird normalerweise ein-, bei den schließenden Bewegungen, z. B. Vorwärtsbeugen, wird ausgeatmet.

Die Atemübung rechts hilft Ihnen, sich Ihrer Atemmuskulatur bewusst zu werden; sie kann auch im Stehen oder Liegen durchgeführt werden.

Atmung in drei Schritten im Sitzen

Das bewusste Atmen in drei Schritten trägt dazu bei, Energieblockaden aufzulösen, die durch schlechte Atemgewohnheiten entstanden sind. Nach Schritt 3 verbinden Sie alle Schritte, um vollständig ein- und auszuatmen.

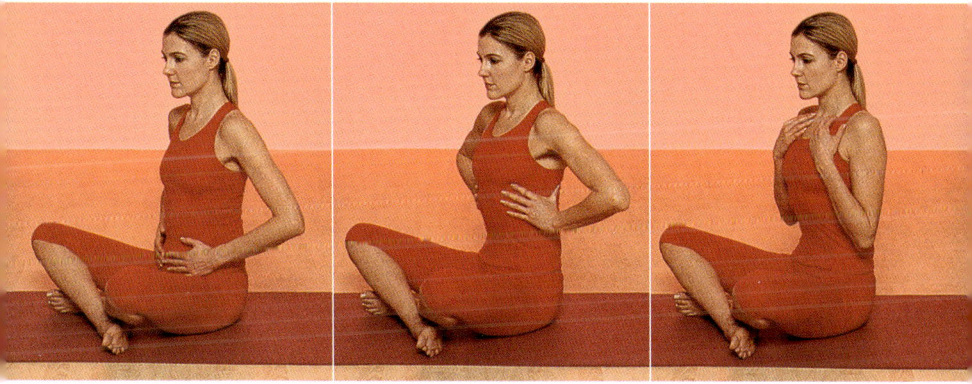

1 Setzen Sie sich bequem hin und legen Sie die Handflächen auf den Bauch, die Mittelfinger berühren sich leicht. Spüren Sie, wie der Bauch sich wölbt und sich die Finger beim Einatmen spreizen. Spüren Sie, wie der Bauch beim Ausatmen flach wird. Sechsmal Atem holen.

2 Hände an die Rippen legen, die Finger weisen nach vorn und die Daumen nach hinten. Spüren Sie, wie die Rippen sich beim Einatmen gegen die Finger pressen und beim Ausatmen zurückwandern. Sechsmal gleichmäßig atmen und dabei den Bauch so unbewegt wie möglich halten.

3 Legen Sie die Finger etwas unterhalb des Schlüsselbeins an den Körper. Spüren Sie, wie sich der obere Brustkorb beim Einatmen ausdehnt und sich die Finger und Schultern nach oben bewegen. Beim Ausatmen spüren Sie, wie die Finger langsam zurücksinken. Sechsmal atmen.

Atmen und dehnen

Die folgenden Übungen verbessern die Koordination von Bewegung und Atem und dehnen die Muskeln. Wenn Sie sich bei den Bewegungen des Atems bewusst sind, kann die Energie besser zirkulieren.

Dehnung nach oben und unten

1 Die Grundposition im Stehen einnehmen (Seite 18), dabei die Füße parallel und hüftbreit auseinander stellen. Geradeaus sehen und mehrmals tief ein- und ausatmen.

2 Beim Einatmen die Arme langsam zur Seite und dann nach oben über den Kopf bringen; die Handflächen so aneinander legen, dass die Fingerspitzen nach oben zeigen. Weiterhin geradeaus blicken.

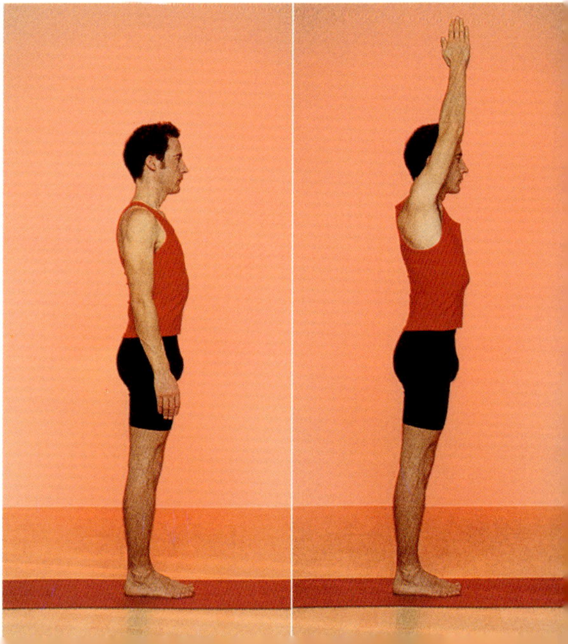

3

Beim Ausatmen die Arme nach hinten bringen und die Handflächen so aneinander legen, dass die Fingerspitzen Richtung Boden weisen, die Ellbogen Richtung Decke.

4

Die Finger verschränken. Mit dem Einatmen die Arme so hochstrecken, dass die Handflächen Richtung Decke weisen.

5

Beim Ausatmen die Arme über die Seiten nach unten schwingen. Beim nächsten Einatmen die Arme nach hinten ausstrecken, die Finger dabei hinter dem Rücken erneut verschränken, den Brustkorb weiten und den Bauch einziehen.

6

Beim Ausatmen aus der Hüfte nach vorn schwingen, dabei die Knie beugen, die Handrücken Richtung Decke strecken. Beim Einatmen wieder aufrichten und die Arme erneut strecken. Beim Ausatmen die Arme langsam zur Seite bringen. Die Übungsfolge mehrere Male wiederholen.

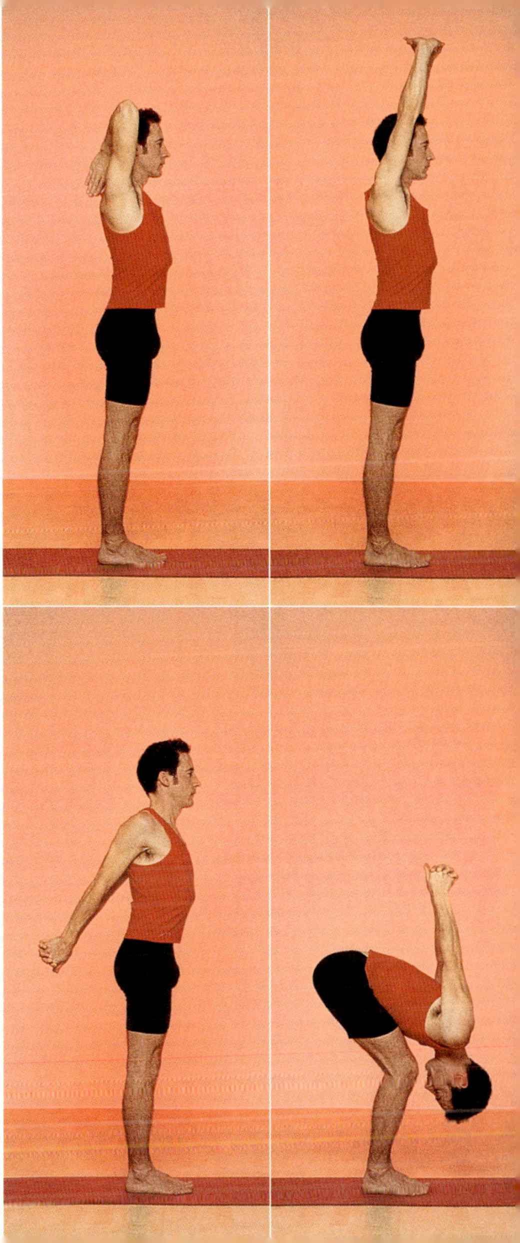

Brustschwimmen

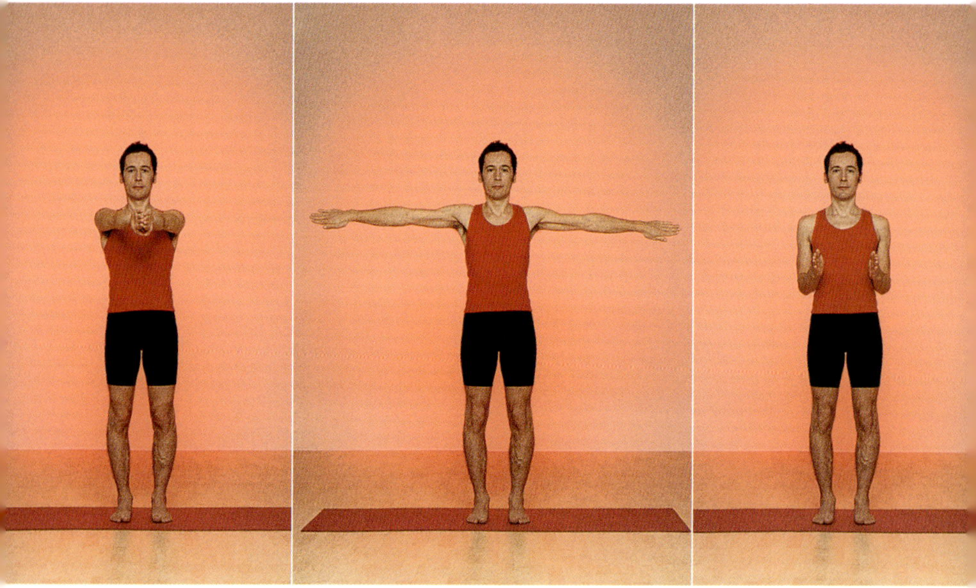

1 Hinstellen, die Füße hüftbreit voneinander entfernt. Arme auf Schulterhöhe nach vorn ausstrecken, die Handflächen aneinander legen. Zwei- bis dreimal atmen, dann beim Einatmen die Handrücken aneinander legen.

2 Beim Ausatmen die Arme zur Seite schwingen, dann in einer Kreisbewegung zurück nach unten und zur Seite. Die Arme bewegen sich genauso wie beim Brustschwimmen.

3 Die Ellbogen eng an den Körper bringen, die Arme nach vorn ausstrecken und die Handflächen beim Einatmen zusammenbringen. Die Übungsfolge mehrmals wiederholen und die Bewegungen ruhig und fließend ausführen.

Rückenschwimmen

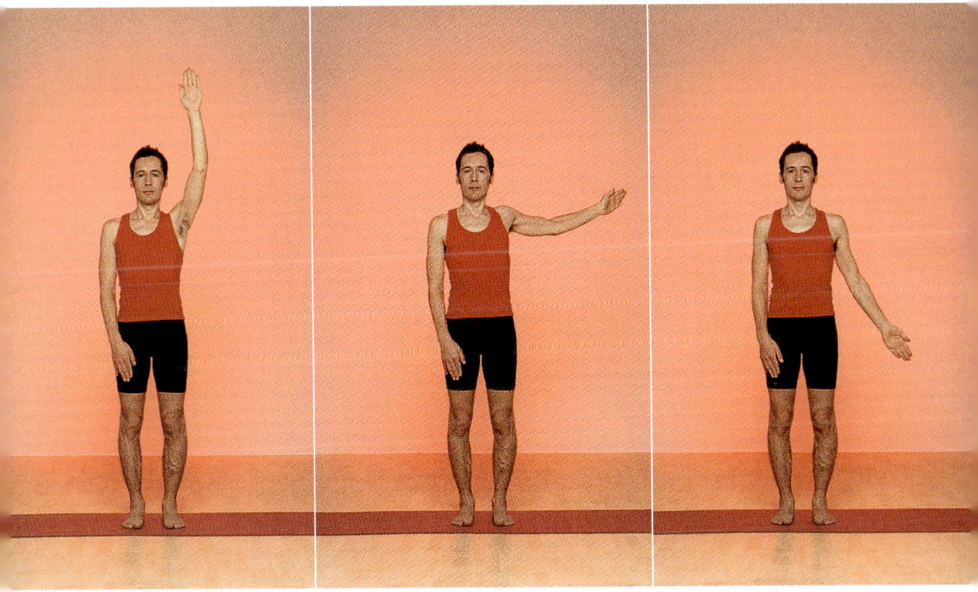

1 Gerade aufrichten, die Füße parallel und hüftbreit auseinander, die Handflächen auf die Oberschenkel legen. Den Atem gleichmäßig werden lassen. Dann beim Einatmen den linken Arm vorwärts nach oben Richtung Decke heben.

2 Arm in einer Kreisbewegung weiter bewegen und wie beim Rückenschwimmen hinter sich bringen. Die rechte Handfläche gegen den Oberschenkel drücken, damit sich der Körper nicht dreht. Weiterhin geradeaus blicken.

3 Den linken Arm senken. Dann beim Ausatmen den rechten Arm ebenso kreisen lassen. Die Übung mehrere Male wiederholen, dann beim Einatmen den rechten und beim Ausatmen den linken Arm bewegen.

Beuge und Drehung zur Seite

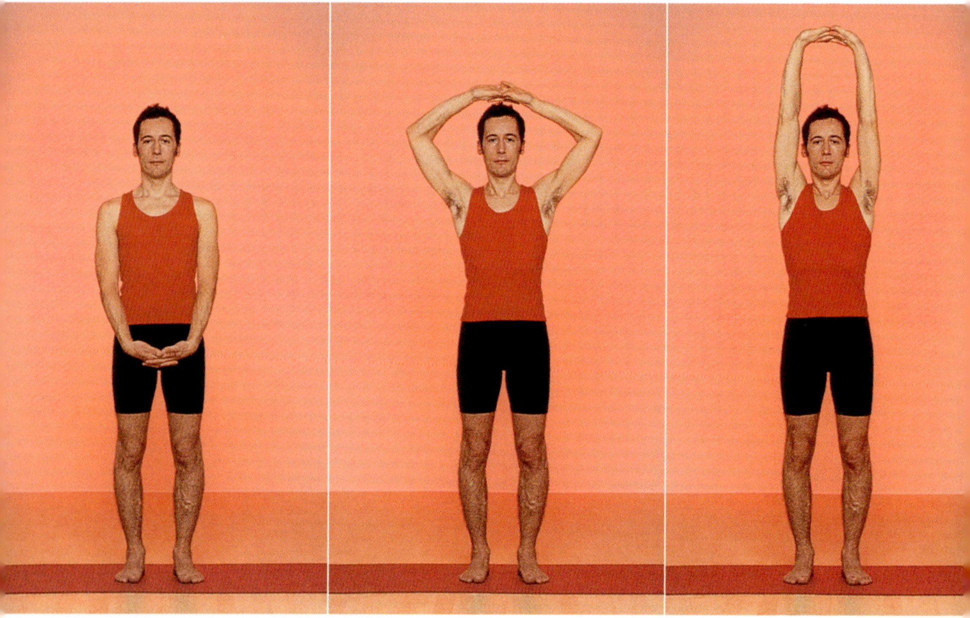

1 Kommen Sie in die Grundhaltung im Stehen, die Füße hüftbreit auseinander. Die Finger bei ausgestreckten Armen vor dem Körper verschränken. Mehrmals atmen.

2 Die Hände beim Einatmen so heben, dass sie kurz über dem Kopf schweben, die Handflächen weisen Richtung Decke.

3 Beim Ausatmen die Arme mit verschränkten Fingern nach oben ausstrecken, die Schultern dabei unten lassen; strecken Sie sich durch die Arme.

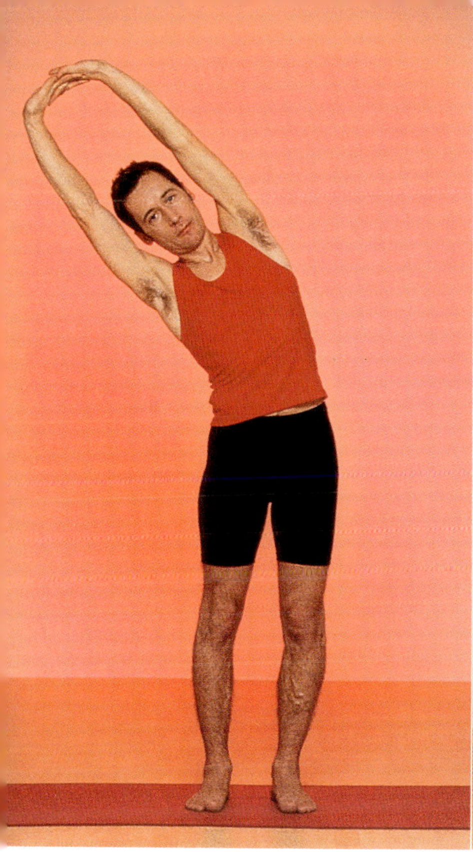

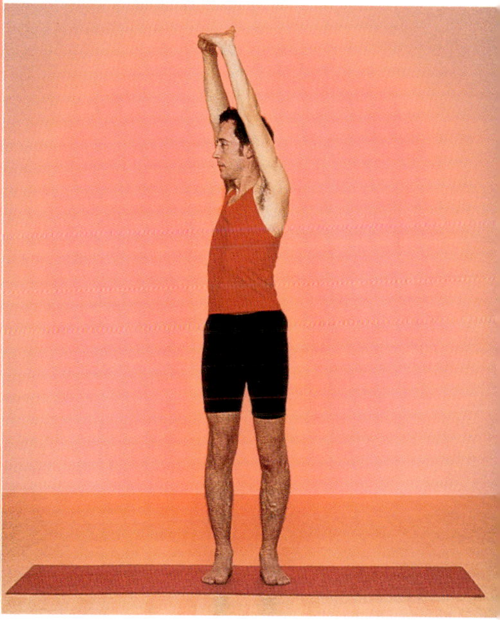

4 Atmen Sie tief ein, und beugen Sie sich beim Ausatmen von der Hüfte nach rechts. Beim Einatmen wieder aufrichten. Beim nächsten Ausatmen nach links beugen, beim Einatmen wieder aufrichten.

5 Oberkörper nach rechts drehen und ausatmen; die Hände bleiben mit verschränkten Fingern Richtung Decke gerichtet. Mit dem Einatmen wieder in die Mitte kommen. Beim nächsten Ausatmen Oberkörper nach links drehen und beim Einatmen zurück nach vorn kommen. Arme beim Ausatmen mit verschränkten Fingern vor dem Körper senken. Übung zweimal wiederholen.

Beindehnung

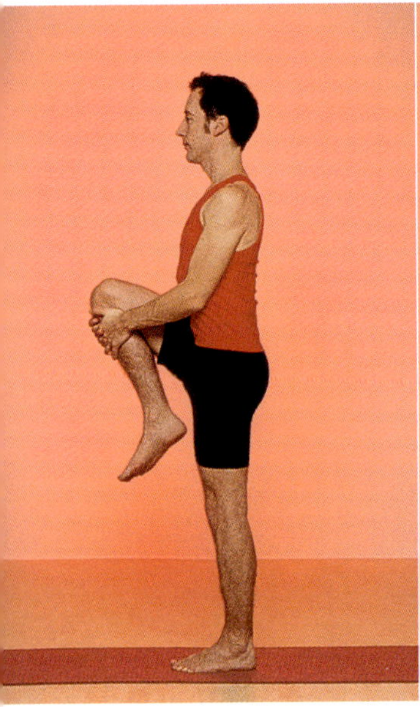

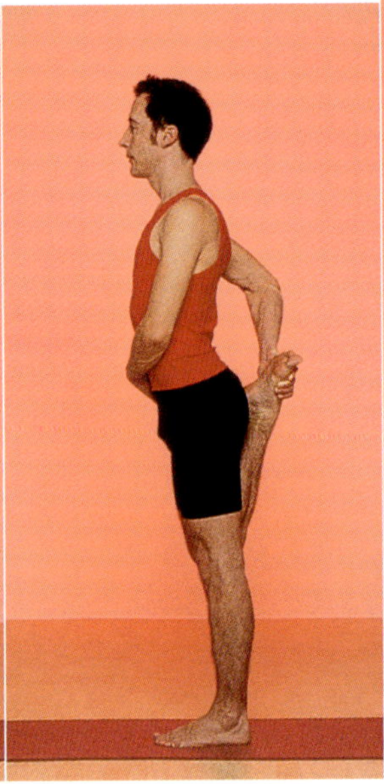

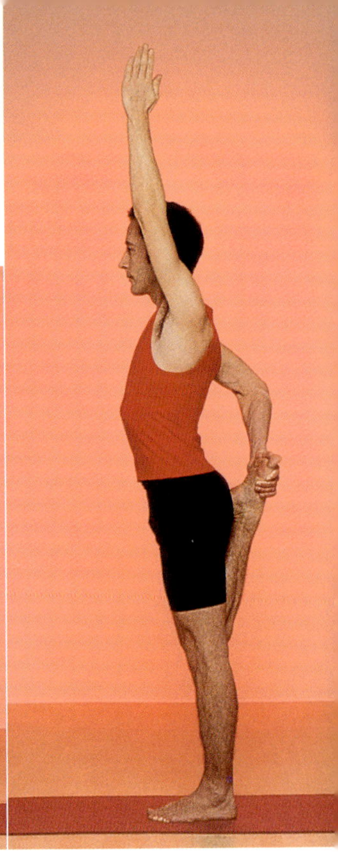

1 Aus der Grundhaltung im Stehen das rechte Knie Richtung Brust heben und mit den Händen das Schienbein umfassen; das Knie vorsichtig noch etwas weiter Richtung Brust ziehen und dreimal tief einatmen.

2 Rechte Hand zum Fuß rutschen lassen, Knie nach unten ziehen, die Ferse gegen die rechte Pohälfte pressen. Linke Hand rechts auf die Hüfte legen. Dreimal tief einatmen und die rechte Hüfte gegen die linke Hand pressen.

3 Den linken Arm nach oben ausstrecken. Dreimal Atem holen. Das rechte Knie neben dem geraden Bein lassen, den rechten Fuß loslassen und langsam senken. Die Übung mit dem linken Bein wiederholen.

Kniekicken

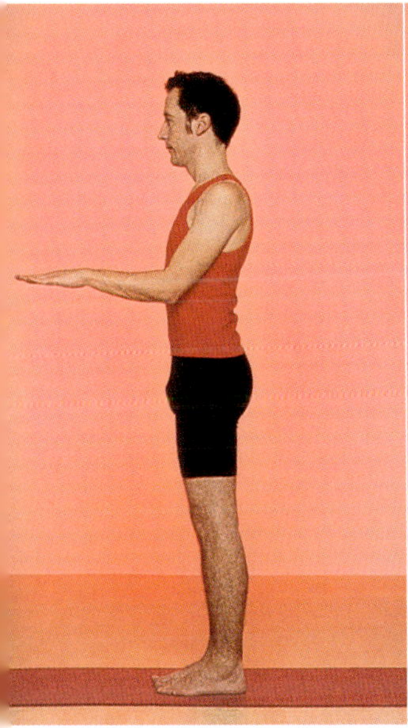

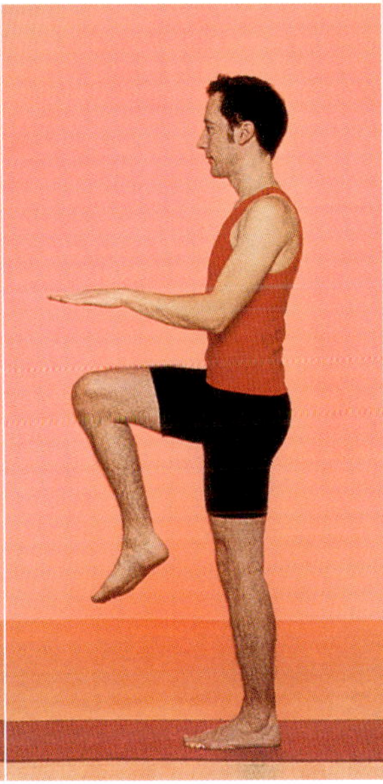

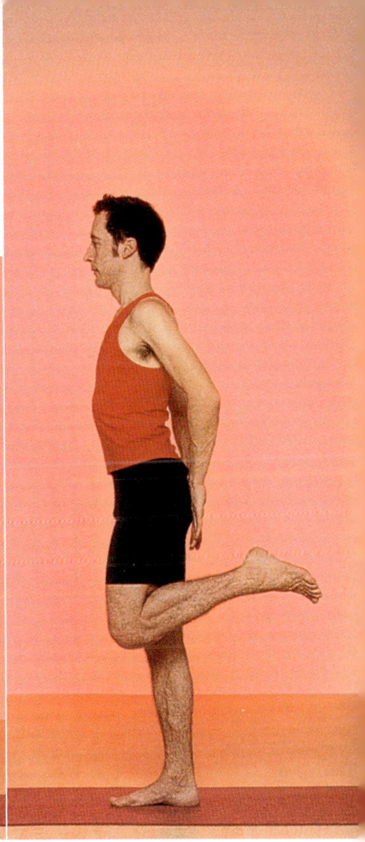

1 Kommen Sie in die Grundhaltung, die Füße hüftbreit auseinander. Hände mit den Handflächen nach unten in Taillenhöhe vor den Körper bringen, Ellbogen seitlich am Körper. Gleichmäßig atmen.

2 Abwechselnd das linke und das rechte Knie heben, sodass die Handflächen berührt werden, dabei weder die Arme senken noch den Oberkörper nach vorn beugen. Langsam anfangen und das Tempo allmählich steigern.

3 Die Handrücken auf den Po legen. Abwechselnd mit den Fersen gegen die Hände schlagen; langsam anfangen und das Tempo allmählich steigern. Wiederholen Sie die Schritte 2 und 3, bis Sie leicht außer Atem sind.

Hocke mit gegrätschten Beinen

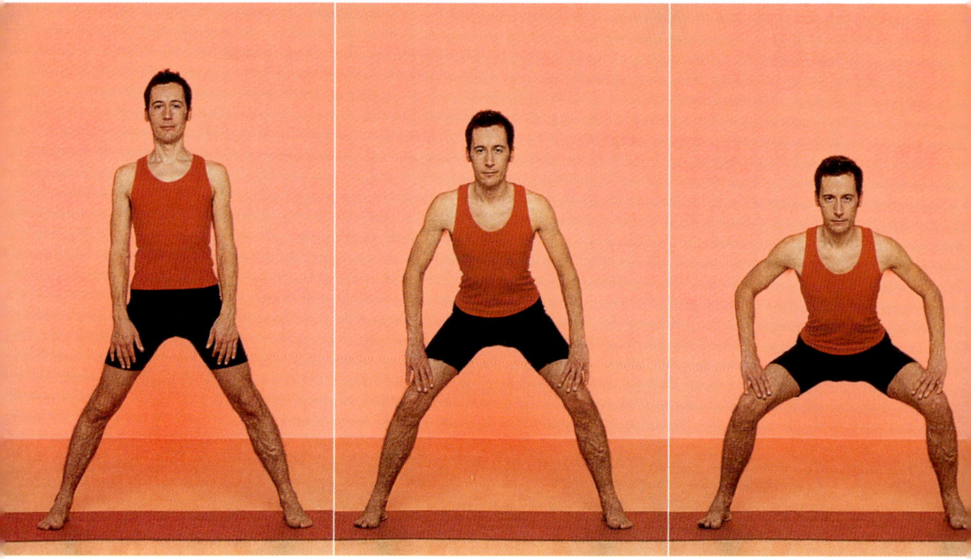

1 Stellen Sie sich aufrecht hin und grätschen Sie die Beine so breit, dass die Füße einen Abstand von 90 bis 120 cm haben und leicht nach außen zeigen. Die Knie bilden mit den Zehen eine Gerade. Blicken Sie geradeaus nach vorn.

2 Die Knie leicht beugen und die Hände auf die Innenseiten der Oberschenkel rutschen lassen, sodass sie kurz oberhalb des Knies liegen. Die Finger spreizen und die Daumen auf die Außenseite der Oberschenkel legen. Einatmen.

3 Beim Ausatmen die Hüften so zurücknehmen, als wollten Sie sich hinsetzen. Die Wirbelsäule gerade machen und die Hüften nicht tiefer als die Knie sinken lassen. Beim Einatmen wieder aufrichten. Langsam zehnmal wiederholen.

Ausfallschritt

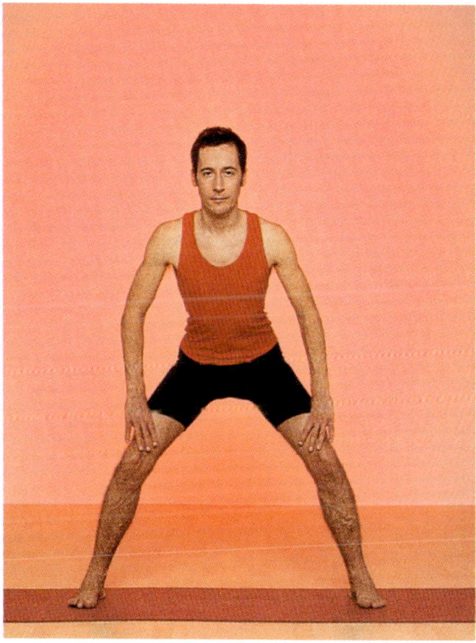

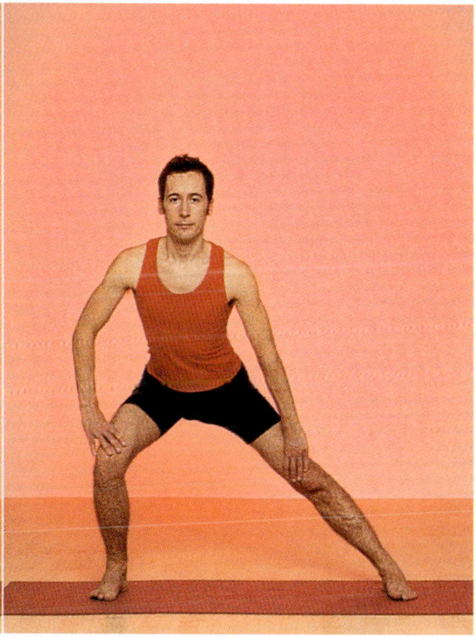

1 Stehen Sie mit leicht gebeugten Knien, die Hände kurz oberhalb der Knie auf den Innenseiten der Oberschenkel. Die Finger leicht spreizen und die Daumen auf die Außenseite der Oberschenkel gleiten lassen. Mehrmals atmen.

2 Beim Ausatmen das Gewicht nach rechts verlagern, dabei das rechte Knie beugen und das linke strecken. Beim nächsten Einatmen das Gewicht nach links verlagern. Langsam bis zu zehnmal wiederholen, dann beim Ausatmen nach links und beim Einatmen nach rechts bewegen. Spüren Sie die Dehnung an der Innenseite der Oberschenkel. Achten Sie darauf, dass das gebeugte Knie mit den Zehen eine Gerade bildet.

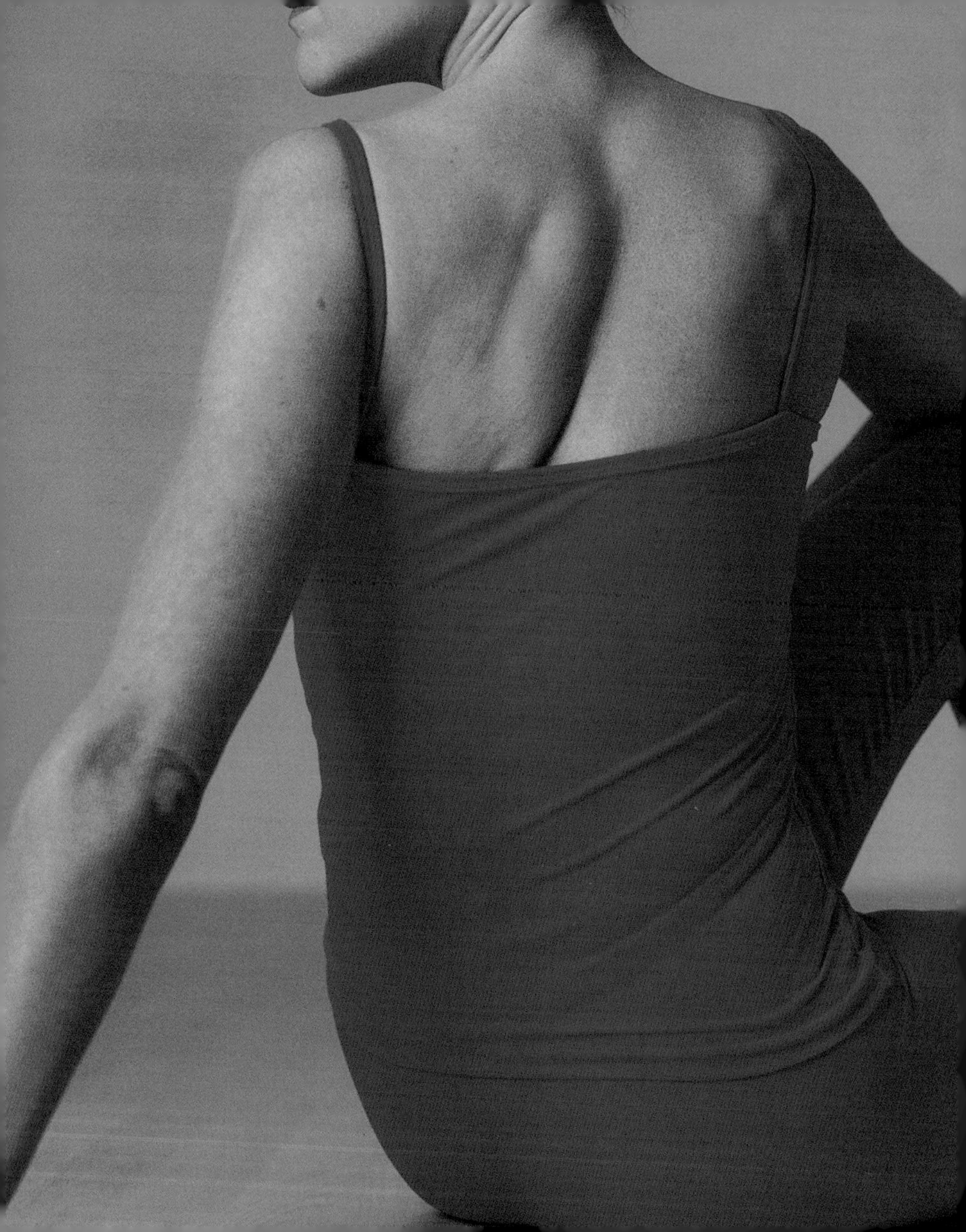

Teil 2

Übungen

In diesem Abschnitt finden Sie eine Auswahl von Yogaübungen, die Körper, Geist und Seele mit Energie aufladen. Halten Sie die Positionen nur so lange, wie es Ihnen angenehm ist. Atmen Sie gleichmäßig. Horchen Sie in Ihren Körper hinein, dann werden Sie schnell die wohltuende Wirkung spüren.

Vorwärts-beuge

Entlasten Sie Ihre Schultern und ermöglichen Sie es der Wirbelsäule, sich zu dehnen. Lassen Sie die Füße fest auf dem Boden und heben Sie den Po, um die Kniesehnen zu dehnen. Kommen Sie vorsichtig hoch.

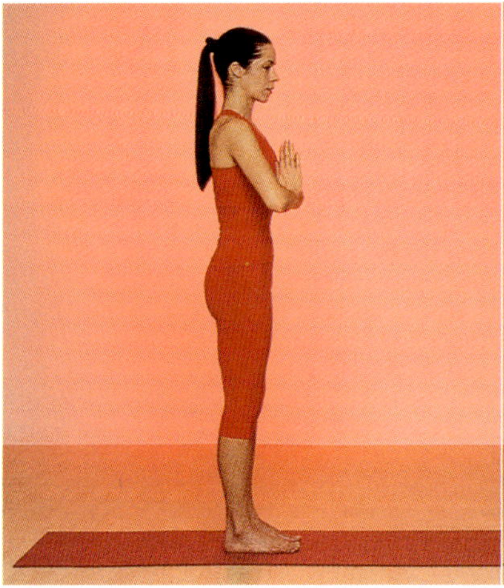

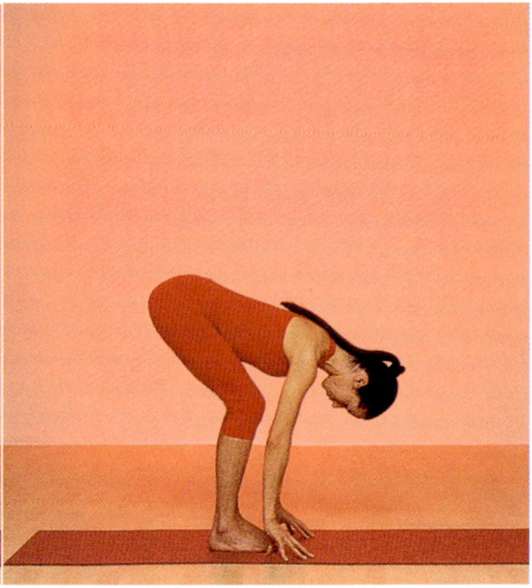

1 Kommen Sie in die Grundhaltung im Stehen (Seite 18). Die Handflächen auf Brusthöhe zur Gebetsposition zusammenbringen. Atmen Sie mehrmals tief ein und spüren Sie, wie Sie entspannter werden.

2 Beim Ausatmen aus den Hüften nach vorn beugen, dabei die Knie anwinkeln und die Fingerspitzen auf den Boden setzen. Der Oberkörper liegt auf den Oberschenkeln, der Rücken ist gestreckt. Entspannt atmen.

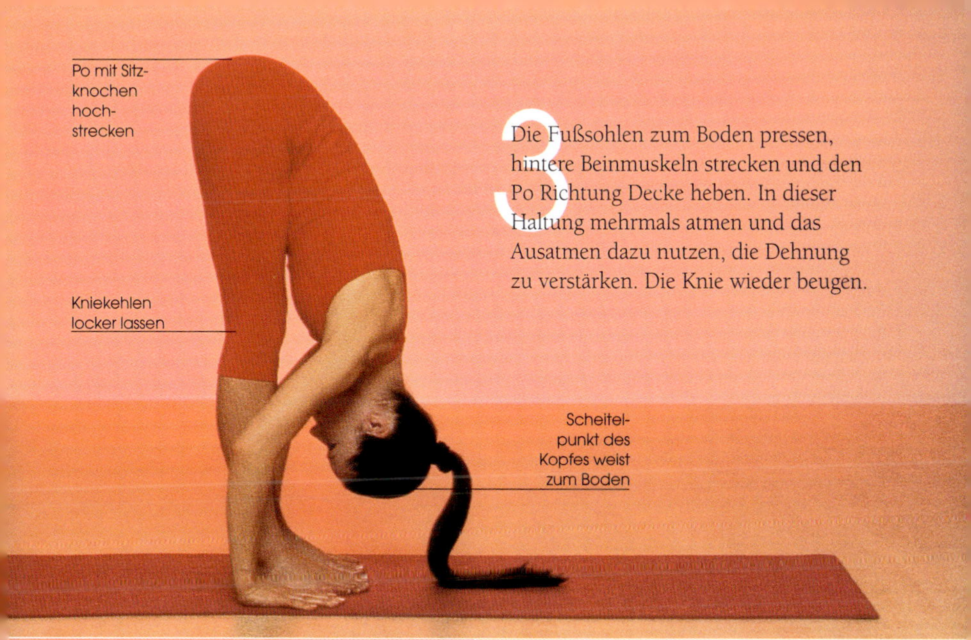
Po mit Sitz-
knochen
hoch-
strecken
Kniekehlen
locker lassen
Scheitel-
punkt des
Kopfes weist
zum Boden

3 Die Fußsohlen zum Boden pressen, hintere Beinmuskeln strecken und den Po Richtung Decke heben. In dieser Haltung mehrmals atmen und das Ausatmen dazu nutzen, die Dehnung zu verstärken. Die Knie wieder beugen.

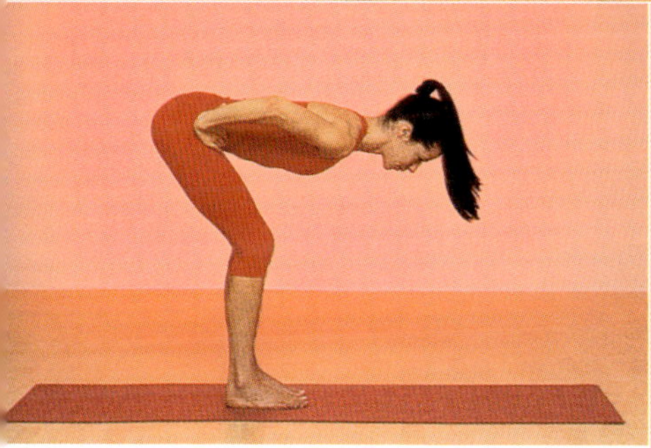

4 Die Hände auf die Hüfte legen und beim Einatmen halb hochkommen. Beim Ausatmen die Wirbelsäule dehnen. Beim Einatmen von der Hüfte an aufrichten und dabei den Rücken gestreckt lassen. Ganz aufrichten.

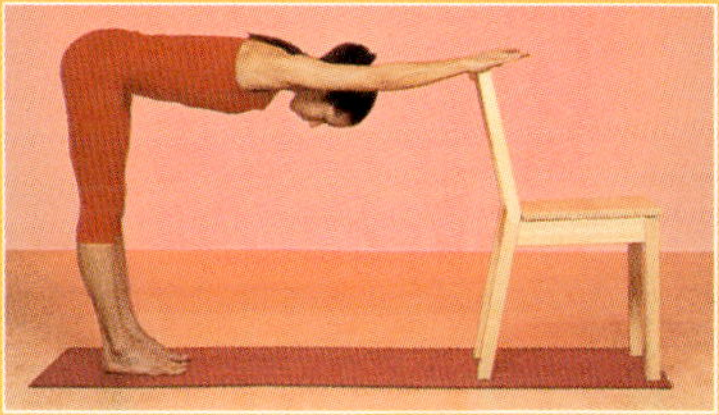

ALTERNATIVE

Wenn Sie an Bluthochdruck, Herzbeschwerden, grauem Star oder Netzhautablösung leiden, die Vorwärtsbeuge nur halb ausführen: Hände auf eine Stuhllehne legen. Bauchmuskulatur nur leicht Richtung Wirbelsäule ziehen, Brustkorb aufgerichtet lassen. Bei Rückenschmerzen oder Ischiasproblemen Knie gebeugt lassen.

Krieger

Diese Haltung kräftigt Beine und Rücken. Ziehen Sie das Steißbein an, während Sie sich aus der Hüfte Richtung Hände strecken. Atmen Sie gleichmäßig und bleiben Sie während der Übung konzentriert.

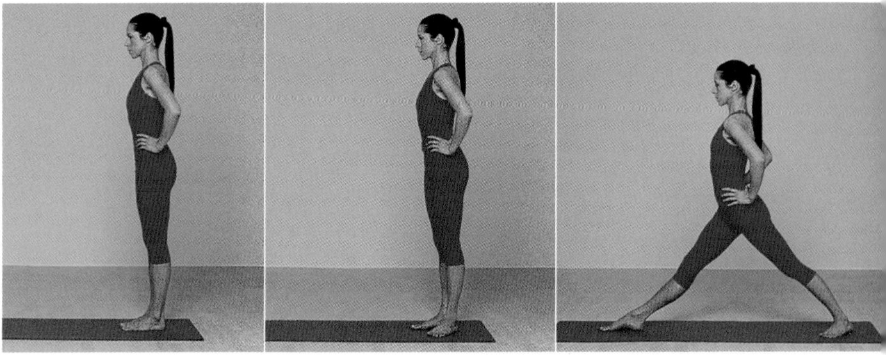

1 Aufrecht hinstellen, die Füße nebeneinander. Die Hände auf die Hüfte legen. Auf den Atem konzentrieren.

2 Linken Vorderfuß anheben und ca. 45° nach außen drehen. Beim Einatmen aus der Hüfte nach oben strecken.

3 Beim Ausatmen mit dem rechten Fuß einen großen Schritt nach vorn kommen. Die Hüfte nach vorn ausrichten, falls nötig, den linken Fuß etwas nachrücken. Einatmen.

VORSICHT

• Bei Rückenbeschwerden die Endposition vorsichtig einnehmen. • Bei Nackenproblemen nicht nach oben schauen. • Bei Bluthochdruck und Herzkrankheiten nur kurz in der Stellung bleiben und Arme auf der Hüfte lassen.

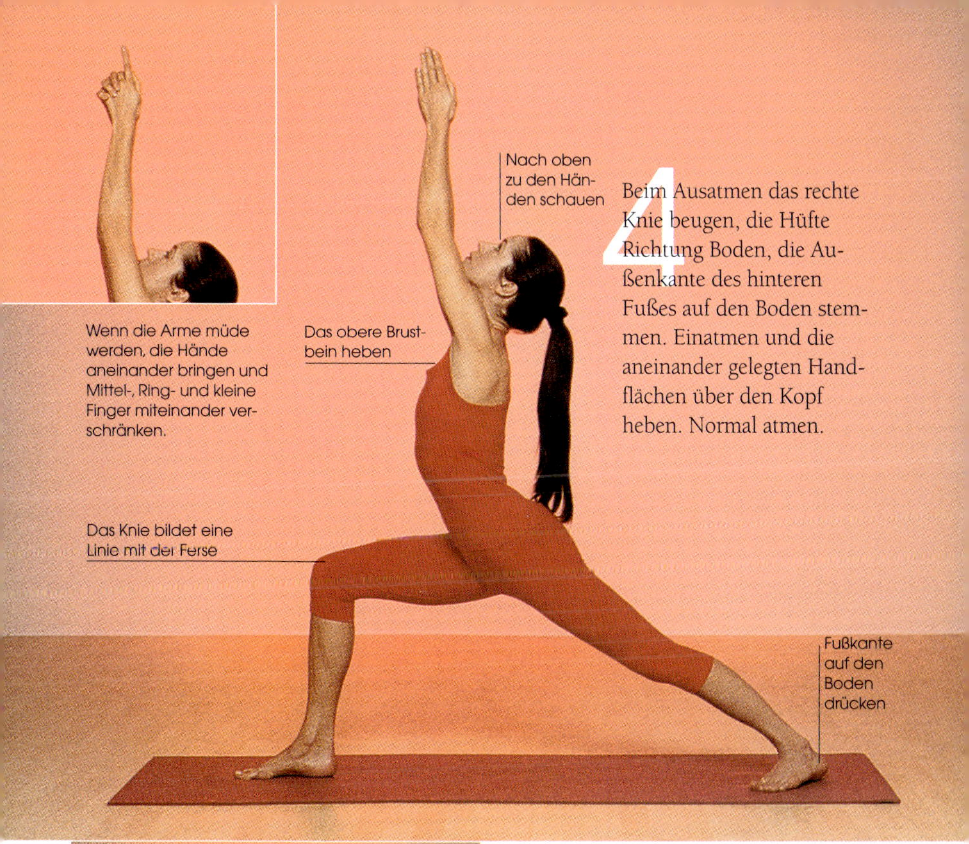
Wenn die Arme müde werden, die Hände aneinander bringen und Mittel-, Ring- und kleine Finger miteinander verschränken.
Nach oben zu den Händen schauen
Das obere Brustbein heben
Das Knie bildet eine Linie mit der Ferse
Fußkante auf den Boden drücken

4 Beim Ausatmen das rechte Knie beugen, die Hüfte Richtung Boden, die Außenkante des hinteren Fußes auf den Boden stemmen. Einatmen und die aneinander gelegten Handflächen über den Kopf heben. Normal atmen.

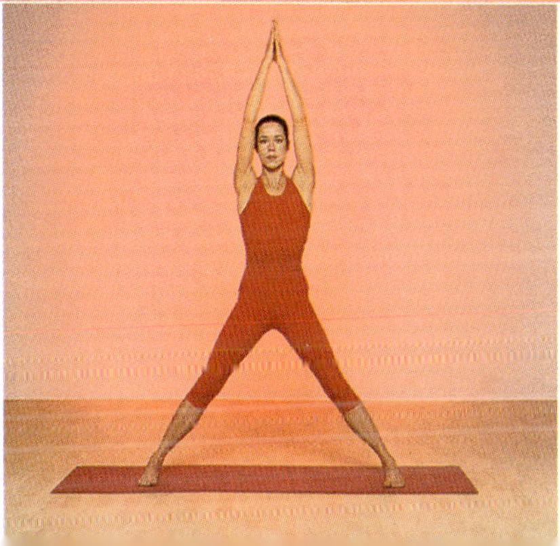

5 Beim Ausatmen das rechte Bein strecken. Drehen Sie sich um 90°, sodass die Beine weit gegrätscht sind. Die Füße nacheinander zur Mitte holen und die Arme senken. Die Übungsfolge wiederholen und dabei in Schritt 2 den rechten Fuß nach außen drehen und mit dem linken Fuß den Ausfallschritt in Schritt 3 machen.

Krieger mit Ausfallschritt

Hier werden Oberschenkel und Hüfte des rückwärtigen Beines gedehnt; außerdem wird die Wirbelsäule gestreckt und der Brustkorb geöffnet. Spüren Sie, wie sich die Energie aufbaut, während Sie ein- und ausatmen.

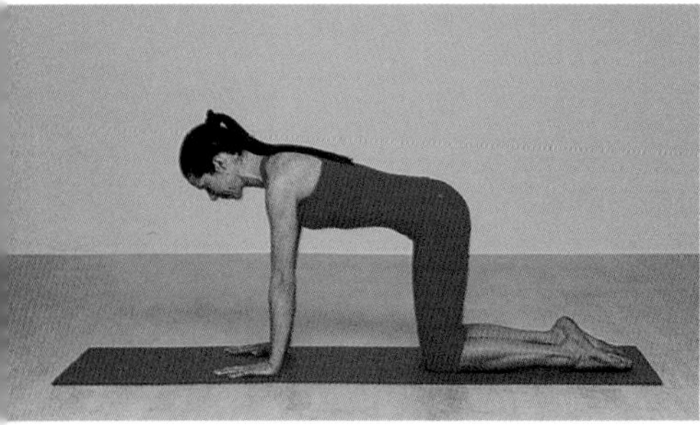

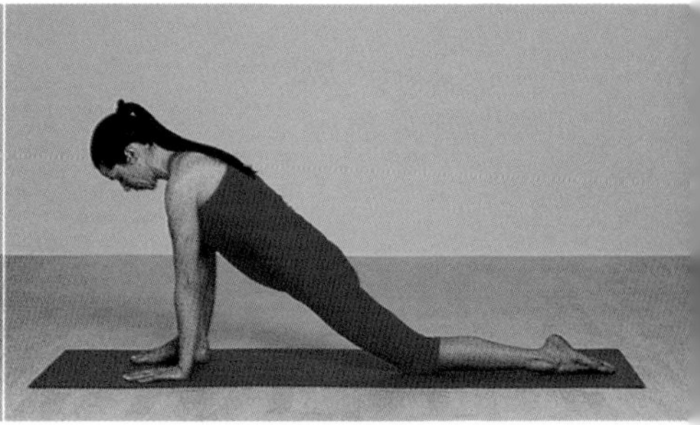

1 Kommen Sie auf alle viere, die Hände direkt unter den Schultern und die Knie unter der Hüfte. Die Finger spreizen, die Handflächen zum Boden drücken, die Arme durchstrecken und die Schultern nach unten drücken.

2 Mit dem Ausatmen das rechte Bein angewinkelt so weit nach vorn zwischen die Hände ziehen, dass sich das Knie über der Ferse befindet. Falls nötig vom Handrücken auf die Fingerspitzen kommen.

VORSICHT

- Bei Rückenproblemen anfangs nur bis Schritt 3 oder 4 üben.
- Bei Problemen im Nackenbereich den Kopf nicht zurücklegen.
- Bei Herzbeschwerden und Bluthochdruck nur bis Schritt 4 oder 5 üben und die Stellung nur kurz halten.

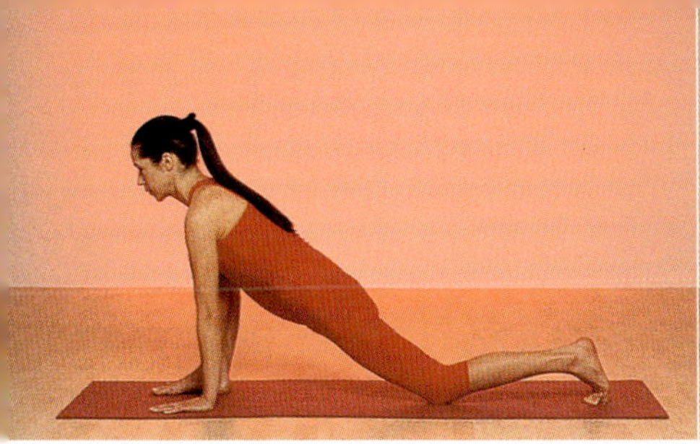

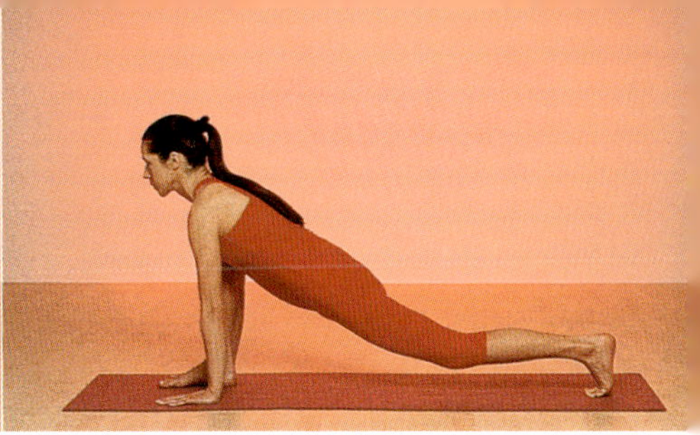

3 Zehen des linken Fußes unter den Fuß ziehen, den Fuß etwas zurücksetzen. Rechte Pohälfte Richtung Boden sinken lassen. Kopf so weit heben, dass Rücken und Hinterkopf eine Linie bilden.

4 Beim Einatmen die linke Ferse nach hinten (vom Körper weg) schieben und zur Verstärkung der Dehnung das Knie vom Boden heben. Den Oberkörper strecken und geradeaus blicken.

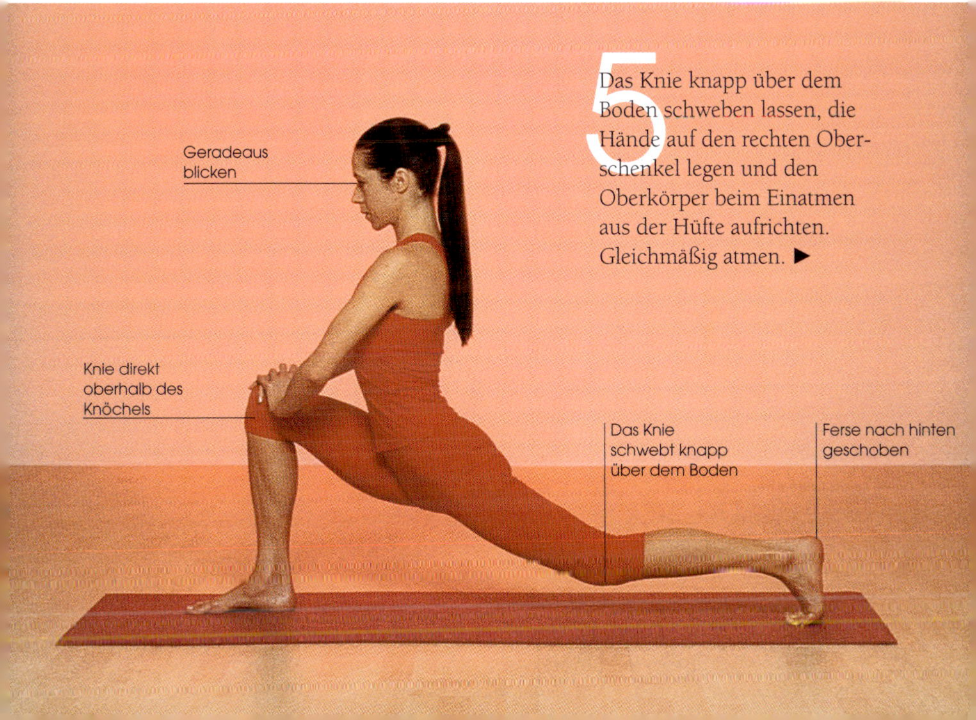
Geradeaus blicken
Knie direkt oberhalb des Knöchels
Das Knie schwebt knapp über dem Boden
Ferse nach hinten geschoben

5 Das Knie knapp über dem Boden schweben lassen, die Hände auf den rechten Oberschenkel legen und den Oberkörper beim Einatmen aus der Hüfte aufrichten. Gleichmäßig atmen. ▶

6 Um die Dehnung zu verstärken, die Arme über den Kopf heben und die Handflächen aneinander pressen. Nach oben zu den Händen blicken.

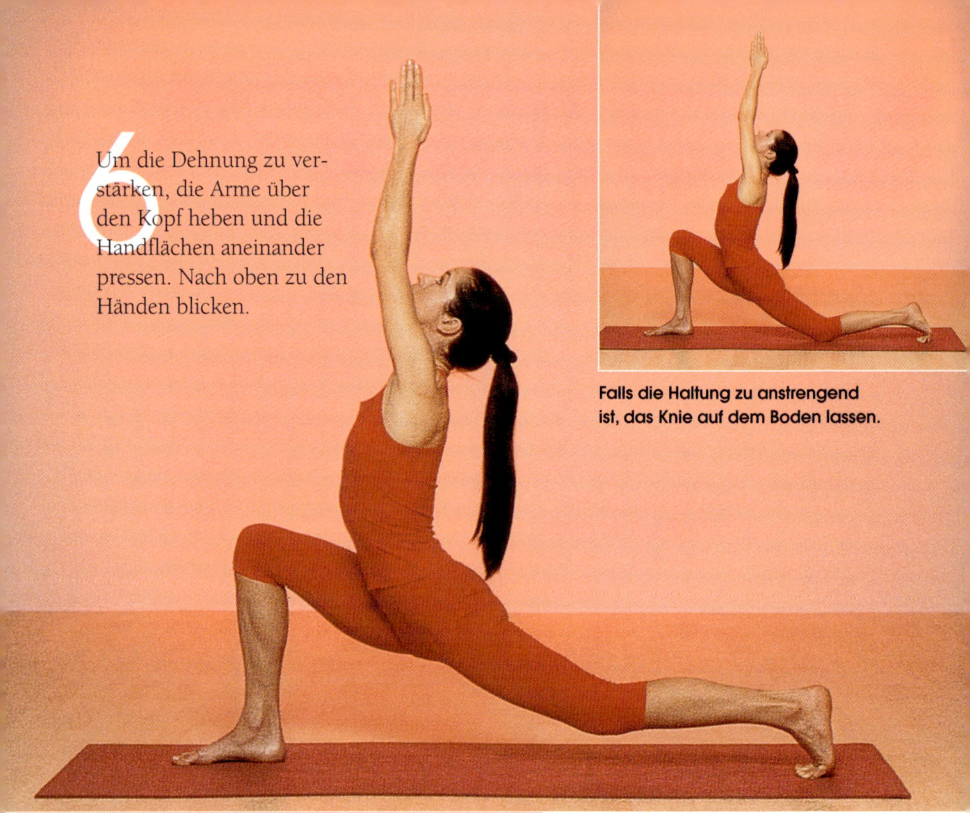

Falls die Haltung zu anstrengend ist, das Knie auf dem Boden lassen.

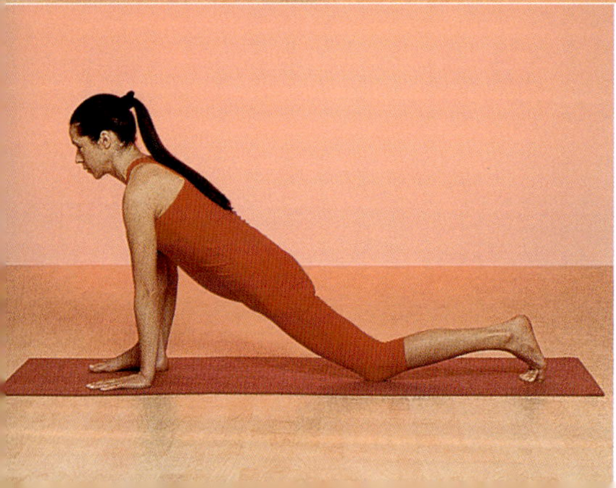

7 Beim Ausatmen mit dem Oberkörper nach vorn kommen und die Hände neben den rechten Fuß auf den Boden legen, das linke Knie auf den Boden bringen. Blicken Sie starr nach vorn auf den Boden.

8 Den linken Fußrücken auf den Boden legen, nach unten auf das vordere Bein schauen und die Hüfte so weit nach hinten zurückziehen, dass das rechte Bein diagonal gestreckt ist, dazu die Hände eventuell etwas zurücknehmen.

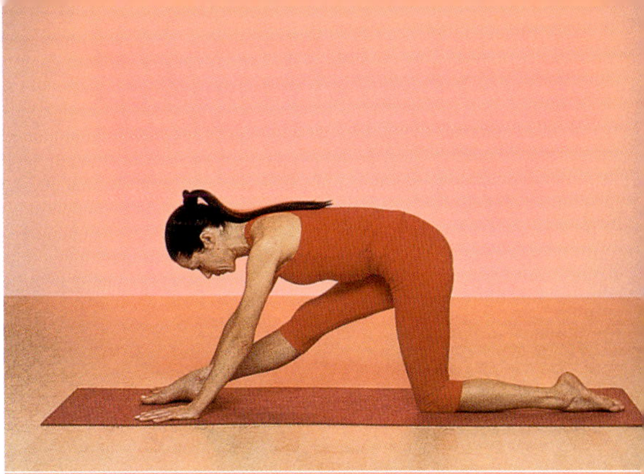

9 Beim Ausatmen das rechte Bein zurücknehmen, sodass Sie wieder auf allen vieren stehen. Die Handgelenke sollten sich direkt unter den Schultern befinden und die Knie eine Linie mit der Hüfte bilden. Auf den Boden blicken.

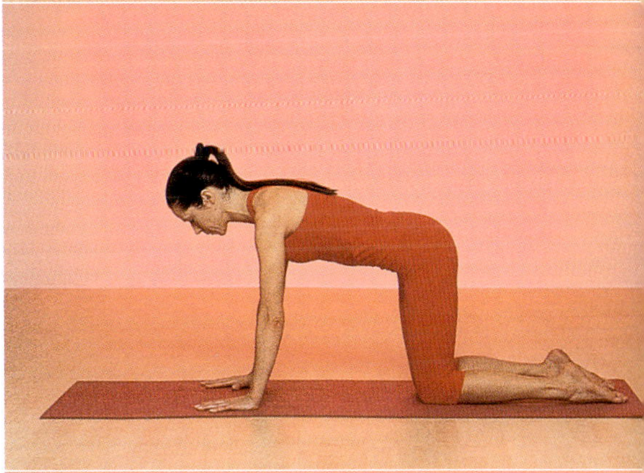

10 Arme und Hände ruhig halten und sich mit einem Ausatmen zurück auf die Fersen fallen lassen; spüren, wie sich die Wirbelsäule dehnt. Arme entspannen und mehrere Atemzüge in dieser Position bleiben. Die Schritte 1 bis 9 mit links wiederholen.

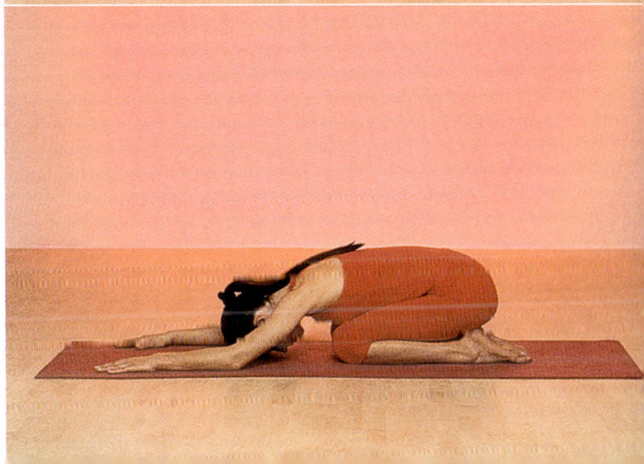

Hund
(nach unten)

Diese Haltung beruhigt und schafft einen Ausgleich zwischen Ober- und Unterkörper. Schaukeln Sie sich beständig hin und her, während Sie sich von den Fingerspitzen bis zu den Sitzknochen recken.

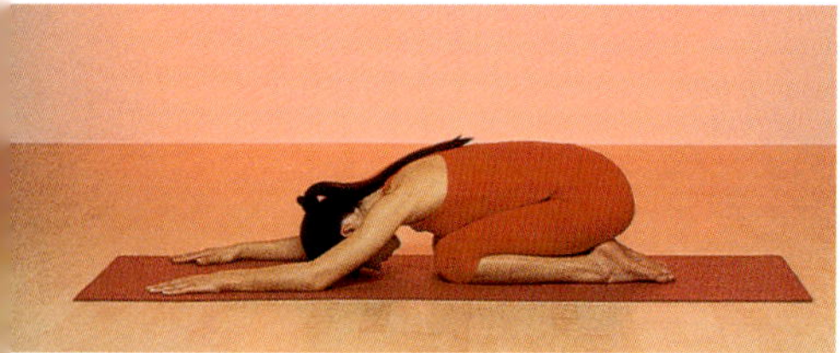

1 Setzen Sie sich auf die Fersen, die Beine hüftbreit auseinander. Beim Ausatmen bringen Sie den Körper und die Arme nach vorn zum Boden und spreizen die Finger.

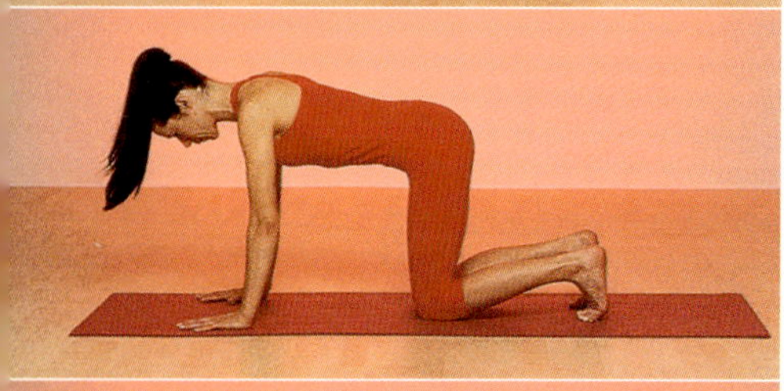

2 Beim Einatmen auf alle viere kommen, sodass die Knie unter der Hüfte liegen, die Füße hüftbreit auseinander sind und die Hände sich unter den Schultern befinden. Hände zum Boden stemmen, Arme durchstrecken; die Zehen unter die Füße ziehen und aufstellen.

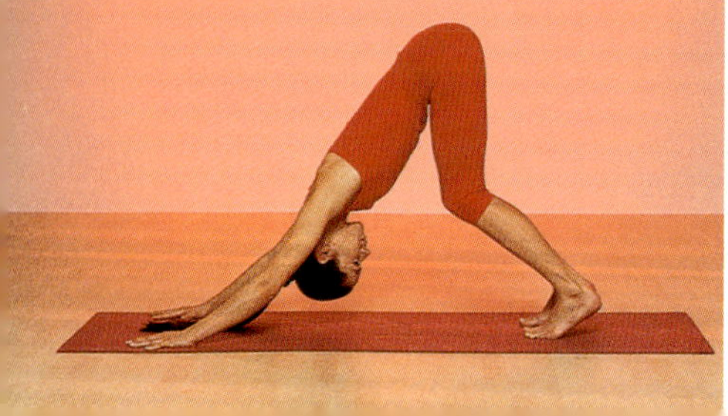

3 Beim Ausatmen die Beine anwinkeln. Die Hüfte nach hinten schieben, die Knie gebeugt lassen, Gewicht verlagert sich wieder auf die Füße. Wirbelsäule strecken. Evtl. die Hände vor- oder die Füße zurücksetzen, um die Dehnung in der Wirbelsäule zu erreichen.

4

Die Hüfte vor- und zurückbewegen. Die Schulterblätter loslassen, sodass der Nacken frei ist. Die Rückseiten der Beine durchstrecken und die Fersen Richtung Boden schieben. Gleichmäßig atmen. Die Knie beugen und beim Ausatmen in die Ausgangsposition zurückkehren.

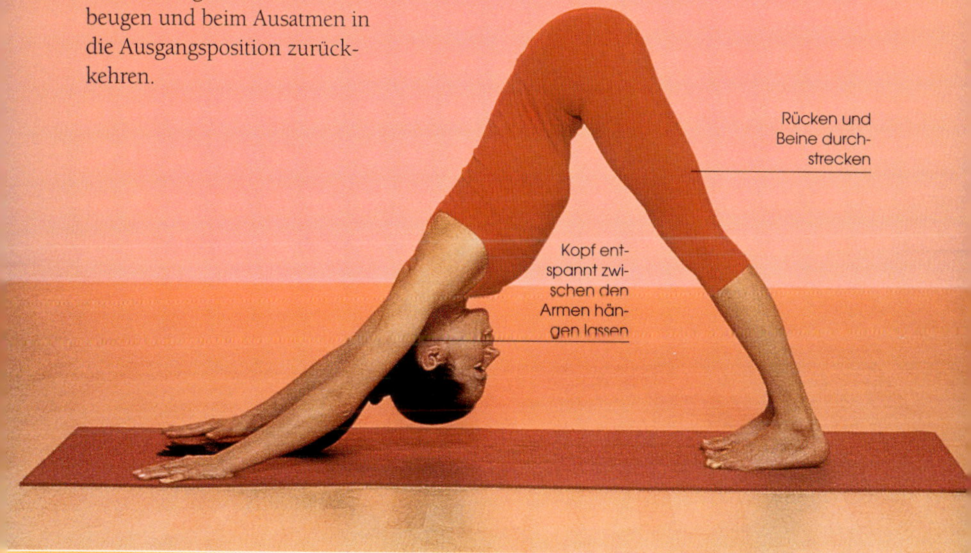
Rücken und Beine durchstrecken
Kopf entspannt zwischen den Armen hängen lassen

ALTERNATIVEN

- Bei Bluthochdruck, Herzbeschwerden, grauem Star oder Netzhautablösung die Haltung mithilfe eines Stuhls üben: Dabei die Hände auf die Sitzfläche oder Lehne legen.
- Bei Rückenproblemen vorsichtig üben und die Knie gebeugt lassen.

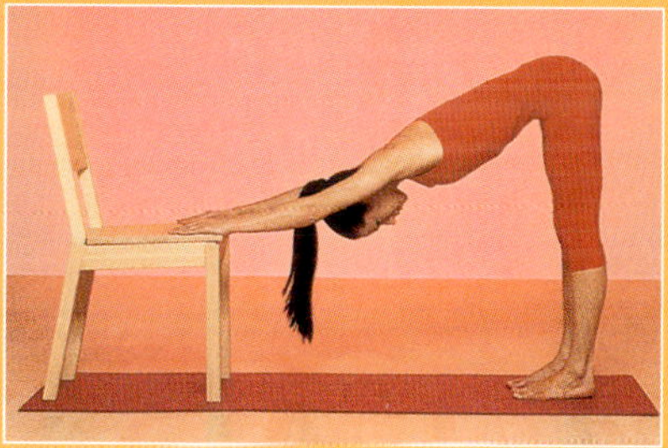

Krokodil

Diese Übung nutzt die Muskeln in Armen, Rücken, Bauch und Beinen, um den Körper auszubalancieren und zur Ruhe kommen zu lassen. Stellen Sie sich vor, Ihr Körper würde über dem Boden schweben.

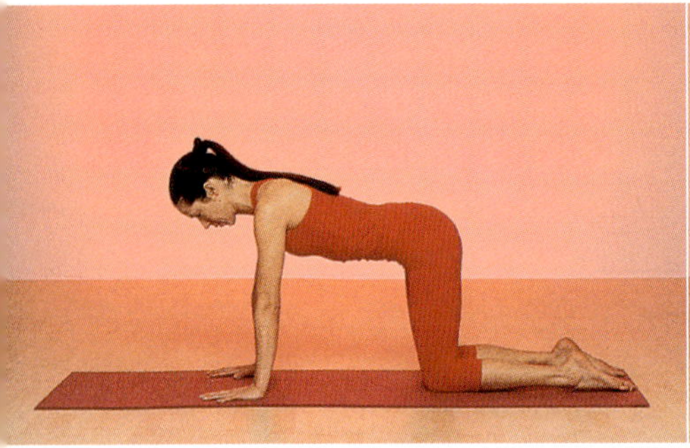

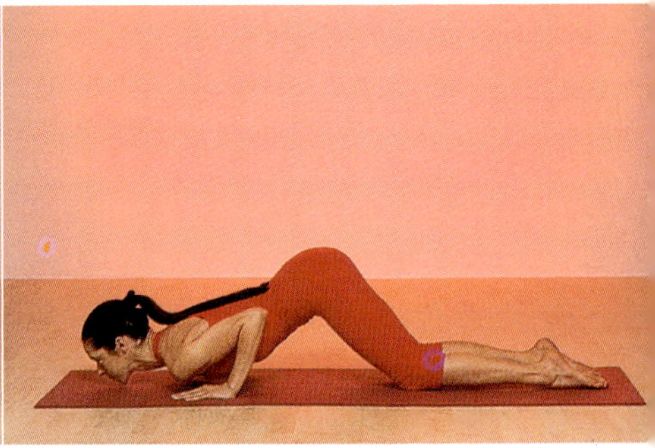

1 Kommen Sie auf alle viere, die Knie unter der Hüfte, die Hände etwas vor den Schultern und die Füße hüftbreit auseinander. Nach unten blicken und mehrmals atmen.

2 Beim Ausatmen die Arme beugen und den Oberkörper Richtung Boden bewegen, bis die Brust nur noch wenige Zentimeter über dem Boden ist, die Ellbogen zum Körper ziehen.

VORSICHT

Bei Übergewicht, Bluthochdruck oder Herzbeschwerden bleiben Sie nur kurze Zeit in der vollständigen Haltung bzw. üben Sie die Alternative (rechts).

3

Beim Einatmen die Zehen unter die Füße ziehen, aufstellen und die Knie vom Boden heben. Den oberen Brustkorb so nach vorn schieben, dass die Ellbogen über den Handgelenken liegen. Den Bauch Richtung Wirbelsäule einziehen, sodass der ganze Körper parallel zum Boden ist. Falls notwendig, die Füße etwas näher heranziehen.

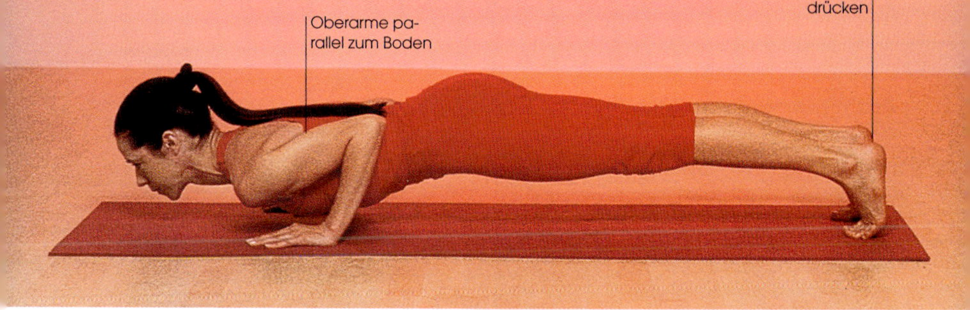
Fersen nach hinten – vom Körper wegdrücken
Oberarme parallel zum Boden

4

Um die Haltung zu lösen, die Knie beim Ausatmen beugen und dann den übrigen Körper langsam Richtung Boden bewegen, den Kopf auf die Handrücken legen. Entspannen. Zurück auf alle viere kommen und die Übungsfolge noch einmal wiederholen.

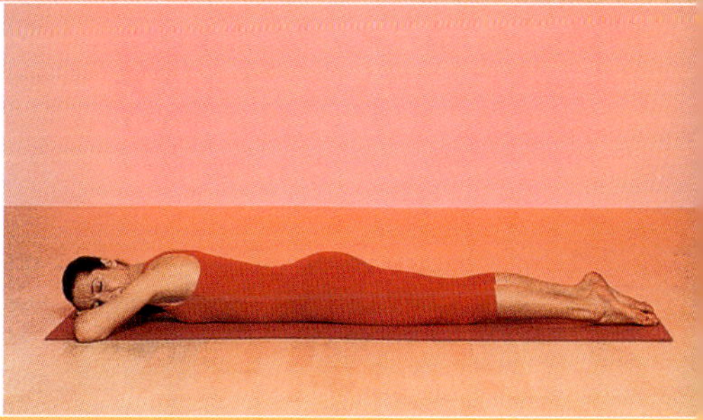

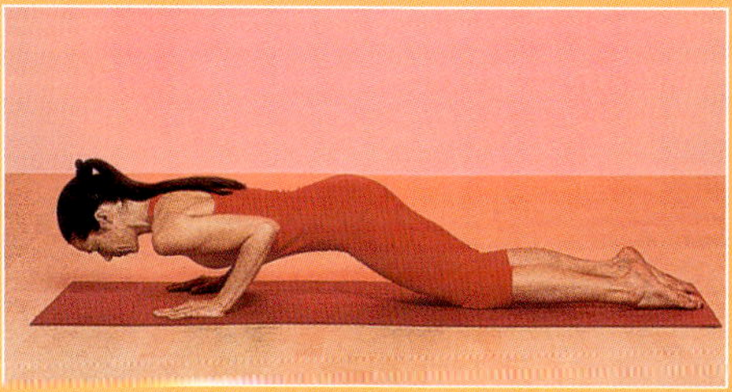

ALTERNATIVE

Wenn Sie den Körper nicht ohne Anstrengung parallel zum Boden halten können, lassen Sie die Knie auf dem Boden, bis Sie Kraft gewonnen haben.

Hund (nach oben)

Eine schwungvolle Aufrichtung, die über den vorderen Körper verläuft, sich auf die Wirbelsäule ausdehnt, den Brustkorb öffnet und die Rippenatmung fördert. Dadurch entsteht ein Gefühl von Stärke und Vitalität.

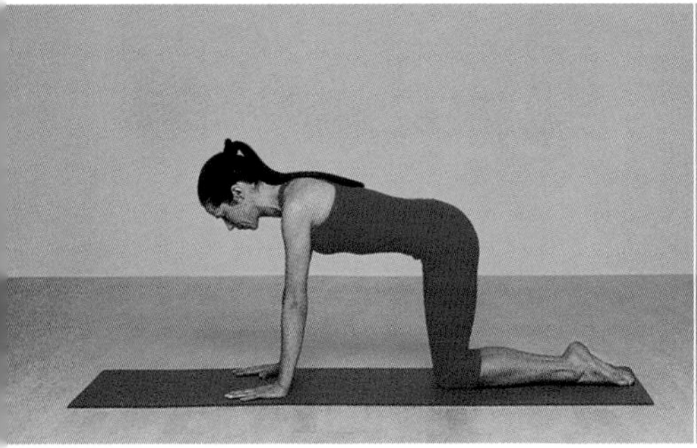

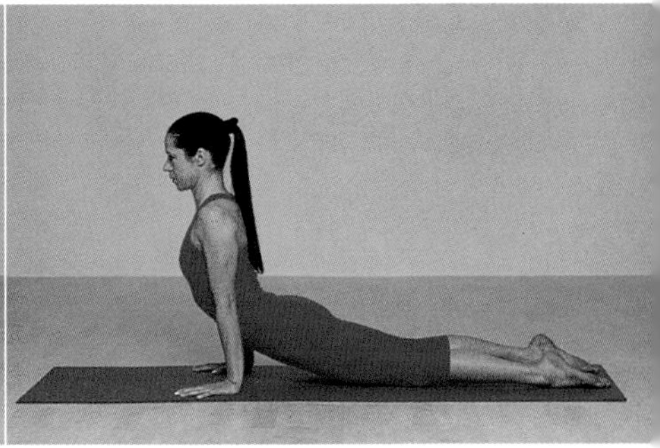

1 Kommen Sie auf alle viere, Arme schulterbreit auseinander, die Füße und Knie ungefähr hüftbreit. Die Finger spreizen, die Mittelfinger direkt nach vorn zeigen lassen. Mehrmals atmen.

2 Tief einatmen und beim nächsten Ausatmen die Hüfte vorwärts nach unten sinken lassen, die Arme gestreckt, die Finger weiter nach vorn ausgerichtet. Geradeaus schauen. Die Schultern nach vorne und zurückrollen.

VORSICHT

- Bei Bluthochdruck oder Herzbeschwerden die Haltung nur kurz halten.
- Bei Leistenbruch, frischen Unterleibsoperationen und Rückenbeschwerden den die Vorwärtsstreckung behutsam und vorsichtig ausführen.

3

Das Steißbein anziehen und einatmen. Beim nächsten Ausatmen den Brustkorb nach vorn schieben und die Fußrücken so zum Boden pressen, dass sich die Waden nach Möglichkeit etwas vom Boden abheben. Geradeaus blicken, gleichmäßig in den Brustkorb atmen. Die Haltung mehrere Atemzüge lang halten.

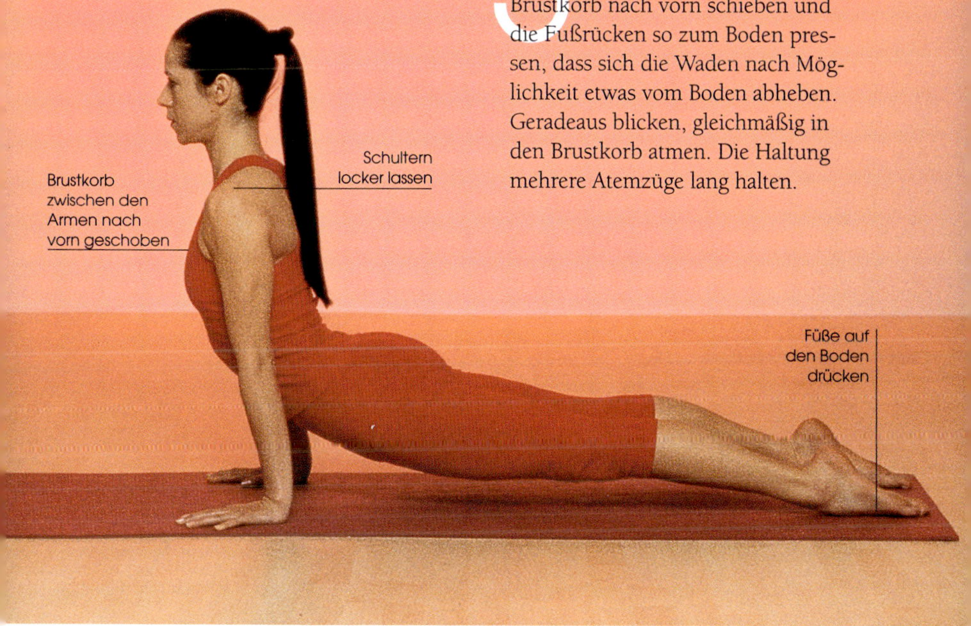
Brustkorb zwischen den Armen nach vorn geschoben
Schultern locker lassen
Füße auf den Boden drücken

4

Wenn Sie die Haltung beenden wollen: Arme beugen und sich langsam auf den Boden sinken lassen. Auf dem Bauch, die Arme mit den Handflächen nach oben neben dem Körper, den Kopf zur Seite gedreht entspannen.

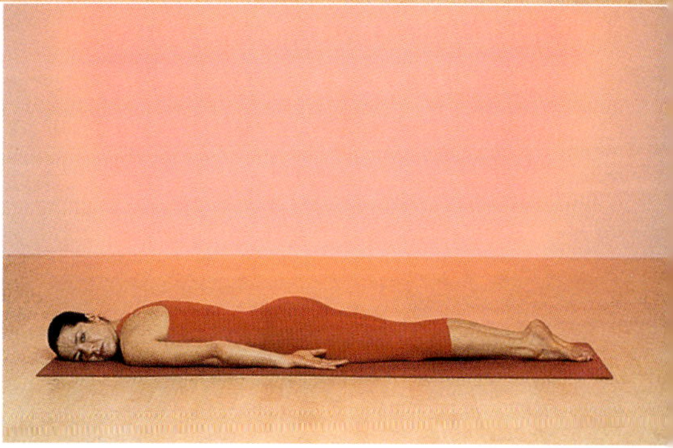

Sonnengruß

Diese Übungsfolge verleiht dem ganzen Körper Energie. Finden Sie Ihren Rhythmus für eine fließende Sequenz. Anfangs dreimal wiederholen, dann im Dreierrhythmus steigern.

1 Stehen Sie aufrecht, die Füße nebeneinander, die Handflächen vor der Brust in Gebetsstellung zusammen, nach vorne blicken. Finden Sie Ihre Mitte und atmen Sie dann tief ein.

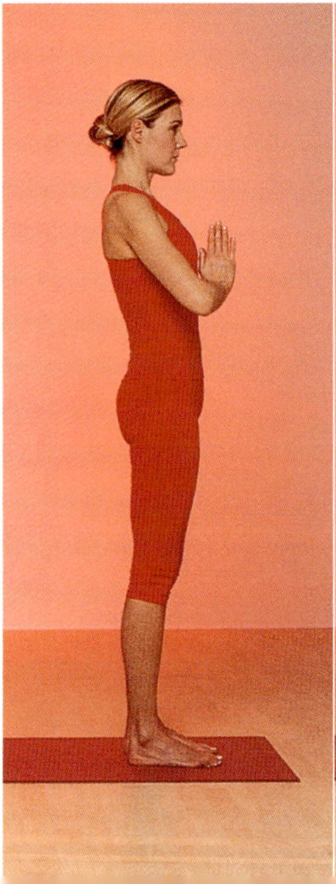

2 Beim Ausatmen die Hände öffnen und die Arme neben den Körper sinken lassen, die Finger sanft nach unten ausstrecken.

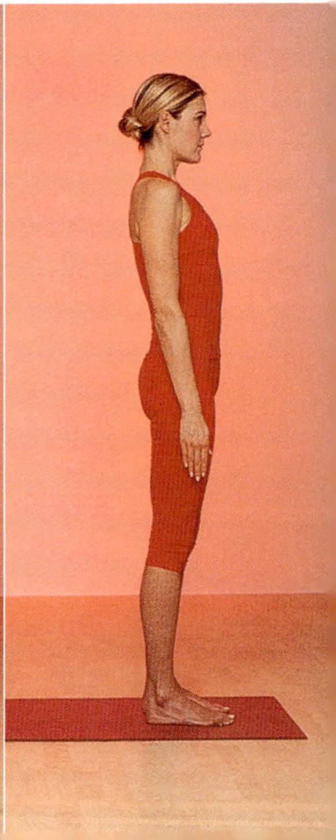

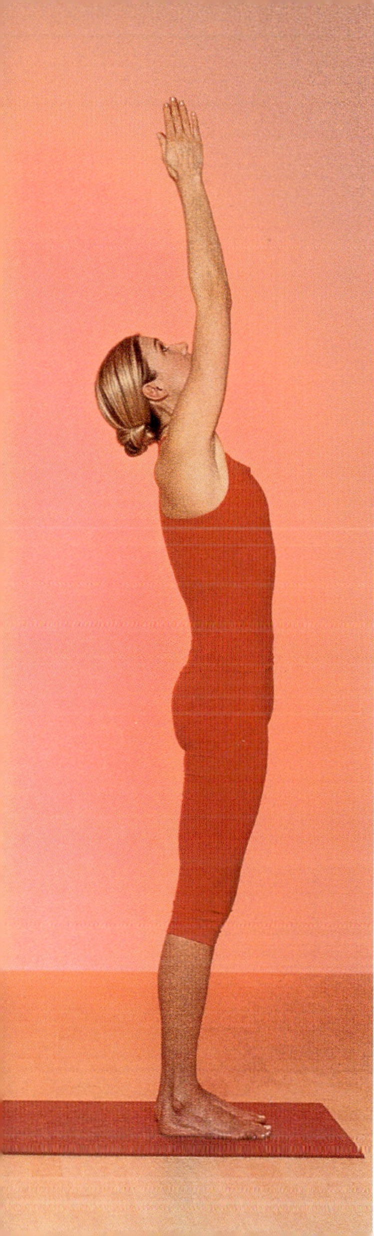

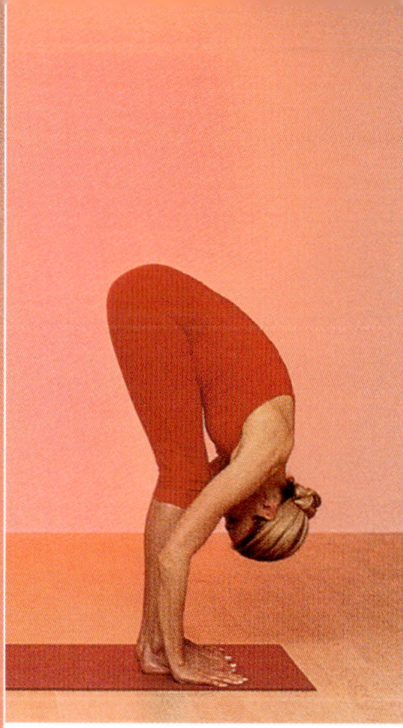

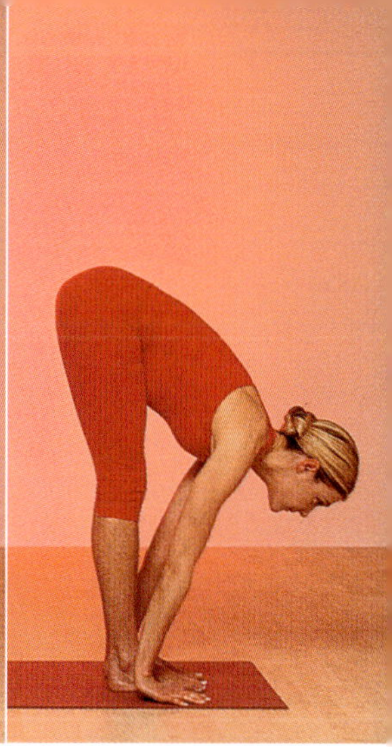

3 Beim Ausatmen die Handflächen nach außen drehen, Arme über die Seite nach oben über den Kopf heben, Handflächen aneinander bringen und vorsichtig etwas nach hinten beugen. Nach oben zu den Händen blicken.

4 Ausatmen, die Knie beugen und den Oberkörper aus den Hüften behutsam nach vorn beugen, bis die lockere Vorwärtsbeuge erreicht ist. Die Hände (bzw. die Fingerspitzen) auf den Boden legen.

5 Atmen Sie ein und strecken Sie sich dabei über die hinteren Beinmuskeln und die Wirbelsäule, den Oberkörper leicht nach vorn hochziehen. Blicken Sie auf den Boden vor sich.

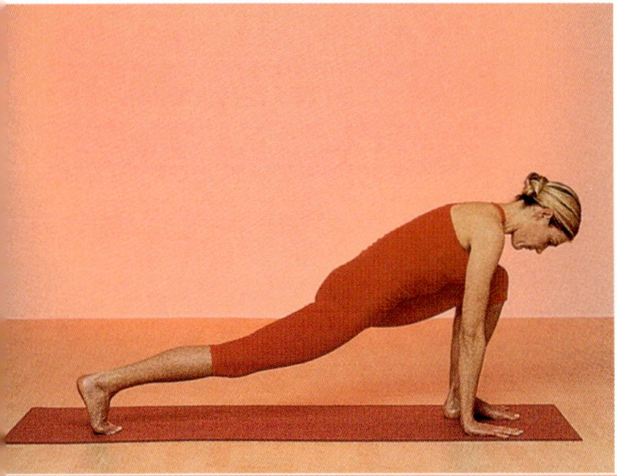

6 Beim Ausatmen die Knie beugen und mit dem rechten Bein einen großen Schritt nach hinten machen, den rechten Fußballen aufsetzen. Der Oberkörper ruht auf dem linken Oberschenkel. Nach unten auf den Boden blicken.

7 Beim Einatmen in die Grundstellung des »Kriegers mit Ausfallschritt« (Seite 42) kommen. Über die Vorderseite des Körpers strecken und geradeaus blicken.

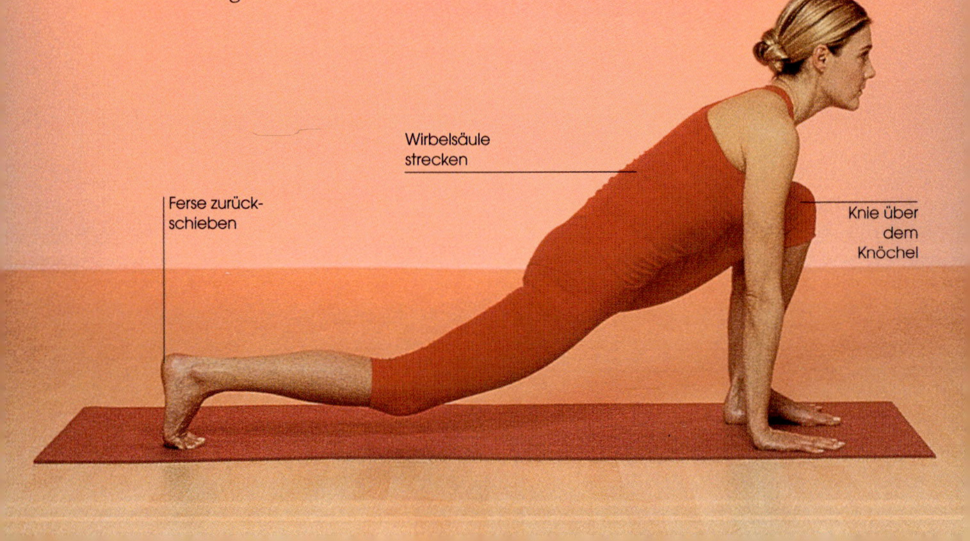

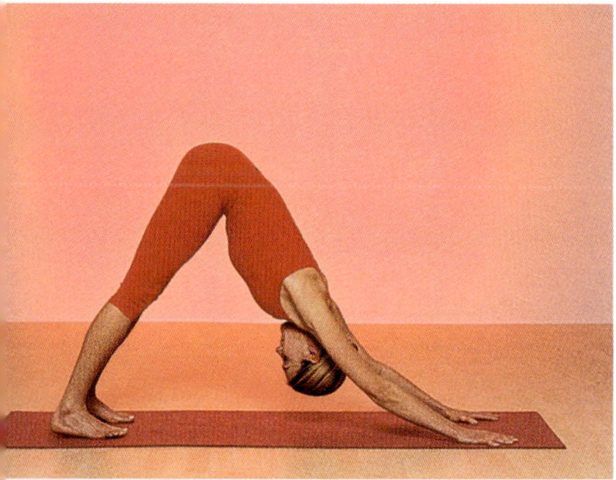

8

Beim Ausatmen den linken Fuß zurückholen, bis der »Hund nach unten« erreicht ist (Seite 46). Die Fersen Richtung Boden drücken, aber nicht mit Gewalt auf den Boden stemmen. Falls nötig, die Knie beugen.

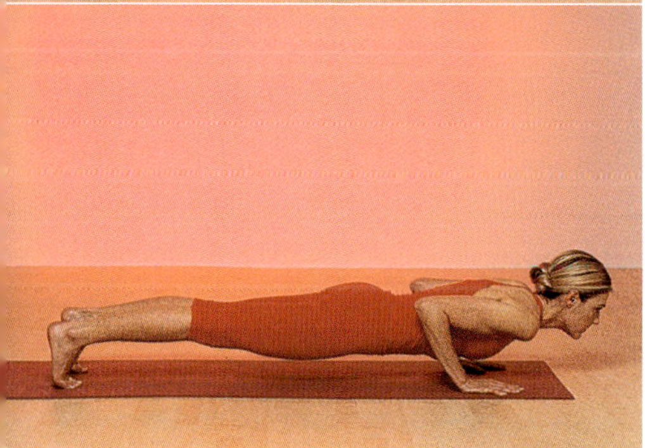

9

Ausatmen, den Atem halten, in die »Krokodil«-Stellung kommen (Seite 48). Die Fersen nach hinten schieben und den Unterleib unter die Wirbelsäule ziehen. (Eine einfachere Version für die Schritte 8 bis 10 bietet die Alternative auf Seite 57).

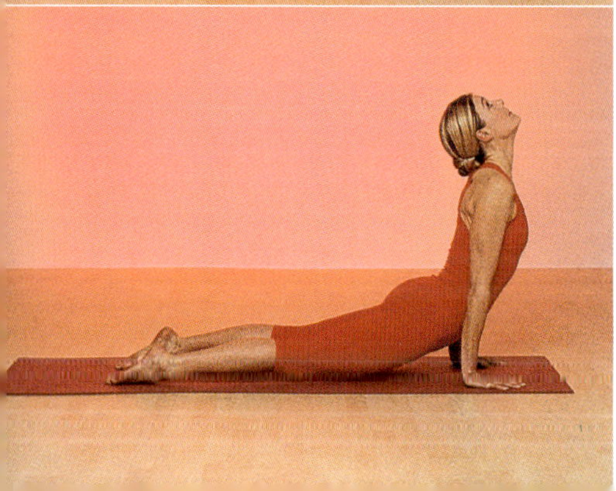

10

Einatmen und dabei die »Hund nach oben«-Stellung einnehmen (Seite 50). Die Fußrücken auf den Boden setzen, das Brustbein aufrichten und über die vordere Körperseite dehnen. Nach oben zur Decke blicken. ▶

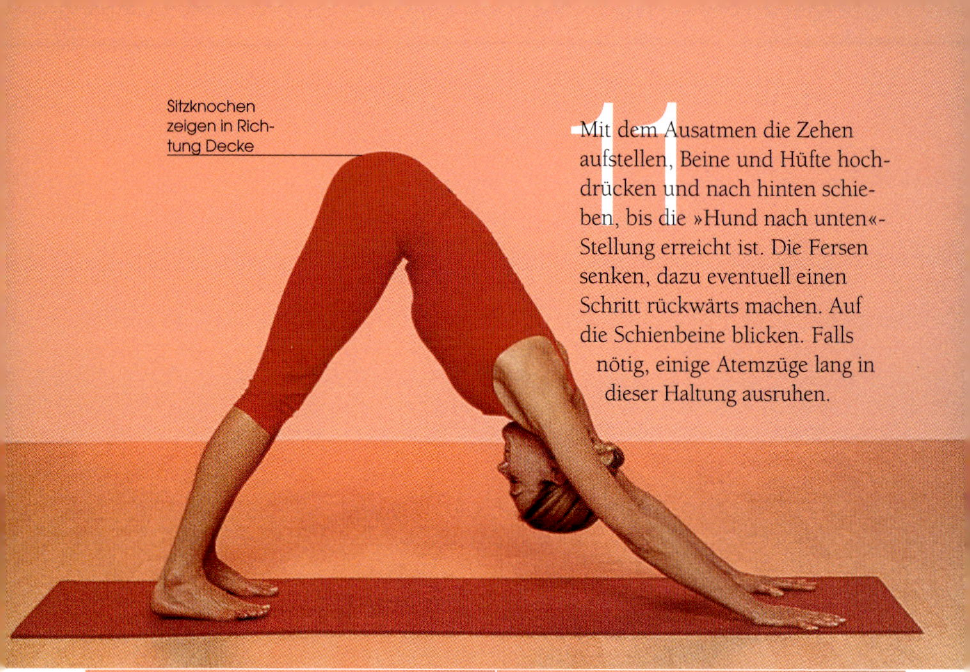

11 Mit dem Ausatmen die Zehen aufstellen, Beine und Hüfte hochdrücken und nach hinten schieben, bis die »Hund nach unten«-Stellung erreicht ist. Die Fersen senken, dazu eventuell einen Schritt rückwärts machen. Auf die Schienbeine blicken. Falls nötig, einige Atemzüge lang in dieser Haltung ausruhen.

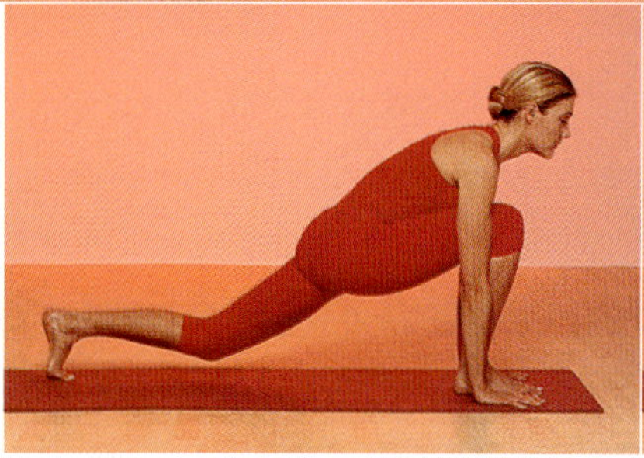

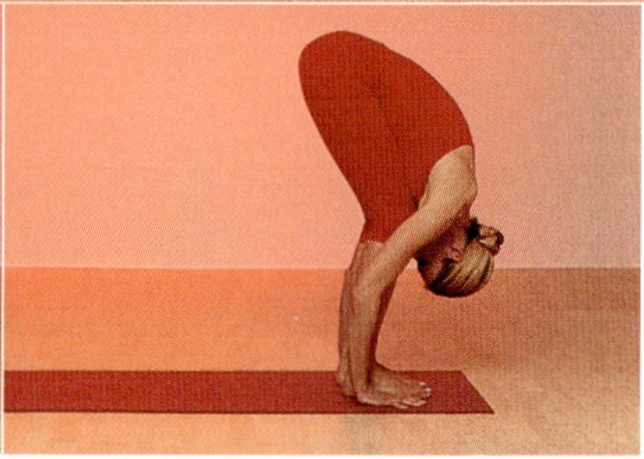

12 Beim Einatmen mit dem rechten Fuß einen Schritt nach vorn machen und den Fuß zwischen die Hände stellen. Falls notwendig, auf die Fingerspitzen kommen. Sie können auch zwei kleinere Schritte machen.

13 Beim Ausatmen den linken Fuß wieder neben den rechten stellen und in die »Vorwärtsbeuge« kommen. Falls nötig, die Knie leicht beugen. Schultern und Hals locker lassen.

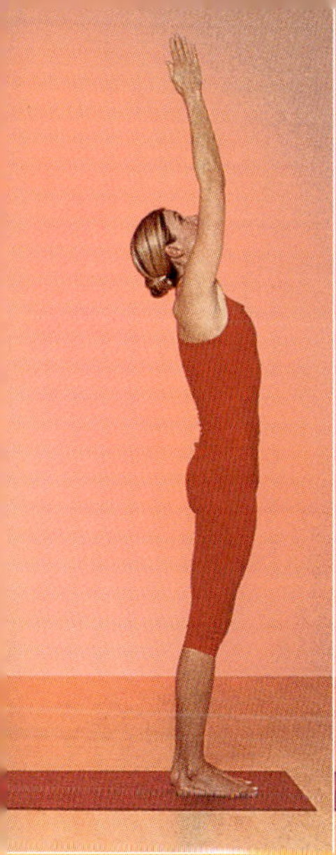

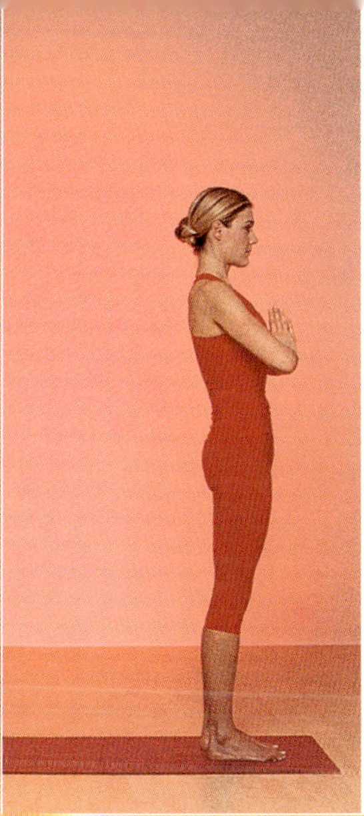

14 Beim Einatmen aufrichten, Knie eingeknickt lassen. Arme über die Seite nach oben heben. Handflächen über dem Kopf aneinander legen. Nach hinten beugen. Blicken Sie zu den Händen.

15 Ausatmen, Arme senken. Hände vor der Brust aneinander legen, Kopf zurücknehmen und nach vorn blicken. Übungsfolge wiederholen; in Schritt 6 das linke Bein zurücksetzen. Alle Schritte zusammen ergeben eine Übungsrunde.

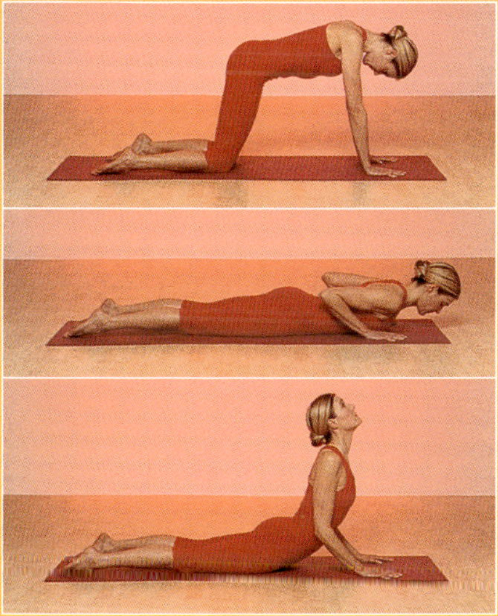

ALTERNATIVE

Falls die Schritte 8 bis 10 Sie zu sehr anstregen, können Sie die Übungsfolge etwas abschwächen:

- Beim »Hund 1/nach unten« den Atem halten und die Knie so auf den Boden senken, dass Sie auf allen vieren stehen.
- Noch immer den Atem halten und den ganzen Körper so auf den Boden bringen, dass die Hände unter den Schultern liegen und die Ellbogen angewinkelt am Körper liegen.
- Beim Einatmen Kopf und Schultern heben und den oberen Brustkorb aufrichten, bis die einfachere »Hund nach oben«-Stellung erreicht ist. Die Beine bleiben auf dem Boden.

Dreieck

Diese Haltung erhöht die Flexibilität im Hüftgelenk und weitet den Brustkorb. Spüren Sie, wie sich die Energie vom Zentrum Ihres Körpers aus ausbreitet.

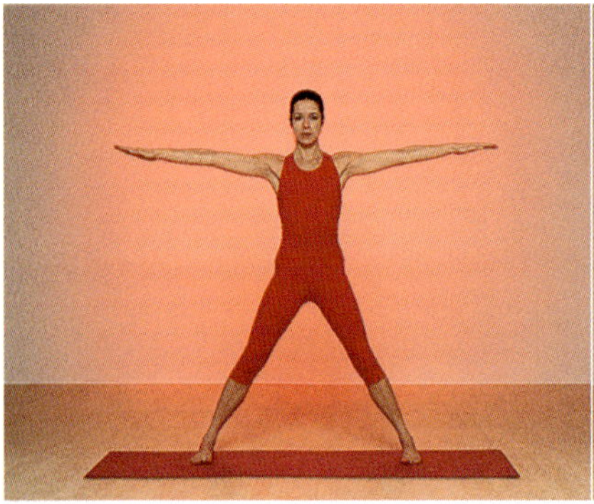

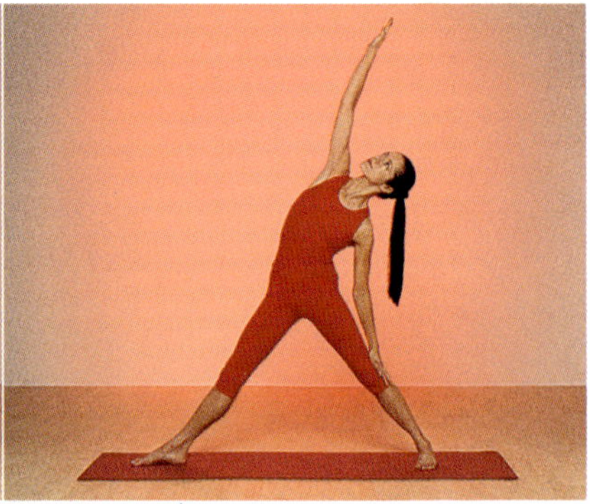

1 Aufrecht stehen, Füße etwa einen Meter gespreizt, Handflächen vor der Brust. Nach vorn blicken. Mit dem Einatmen Arme auf Schulterhöhe nach vorn bringen und zur Seite ausstrecken.

2 Linke Ferse nach außen stellen, rechtes Bein so weit nach außen drehen, dass die Zehen zur Seite zeigen. Linken Arm auf das Bein fallen lassen und rechten Arm nach oben ausstrecken. Atmen.

VORSICHT

- Bei Rückenbeschwerden legen Sie den Arm etwas weiter nach oben ans Bein.
- Bei Problemen im Nackenbereich blicken Sie nicht nach oben.

3 Beim Einatmen den rechten Arm über das rechte Bein nach vorn ausstrecken. Zugleich die linke Hand hochrutschen lassen, bis die Handfläche auf dem Rücken liegt. Auf den ausgestreckten Arm und die Hand schauen. Spüren Sie, wie sich die Wirbelsäule dehnt und Brust und Hüfte sich nach vorn öffnen.

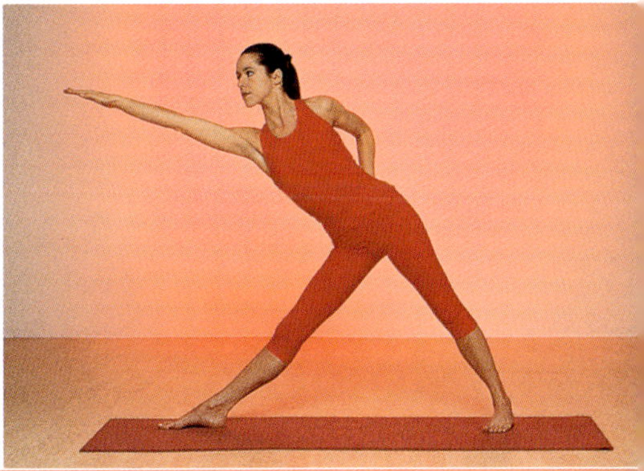

4 Die rechte Hand zum Boden bringen bzw. dort auf das Bein legen, wo es angenehm ist. Nach vorn blicken. Linken Arm Richtung Decke heben, die Handfläche zeigt nach vorn, den Nacken dabei in einer Linie mit der Wirbelsäule lassen. Nach oben auf die linke Hand blicken. Beim Einatmen wieder hochkommen und die Übung mit der linken Seite wiederholen.

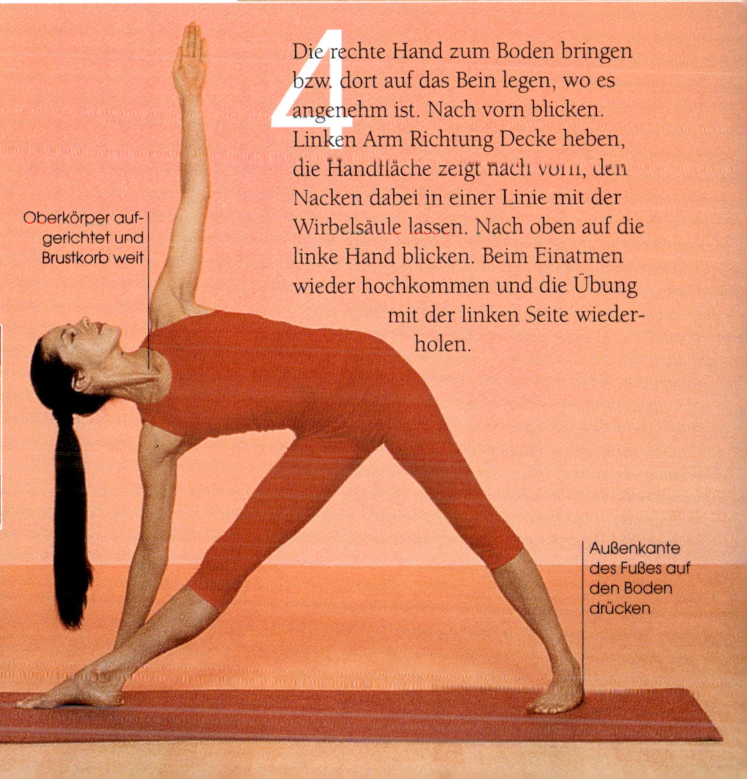
Oberkörper aufgerichtet und Brustkorb weit
Außenkante des Fußes auf den Boden drücken

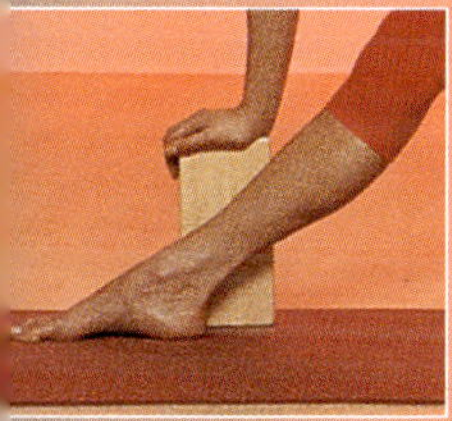

Wenn Sie den Boden nicht erreichen, können Sie einen Holzblock als Hilfsmittel benutzen.

Seitwärtsbeuge
mit gebeugtem Knie

Diese Seitwärtsbeuge kräftigt und dehnt den oberen Teil des Körpers und öffnet Hüfte und Brustkorb. Lassen Sie das nach hinten gestreckte Bein fest stehen und Hüfte, Knie und Fuß eine Linie bilden.

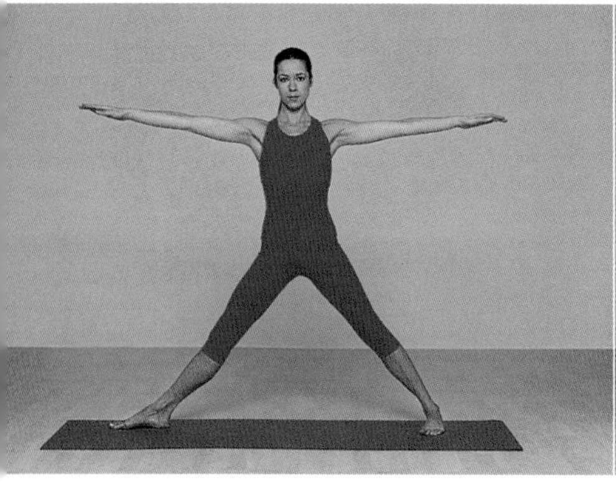

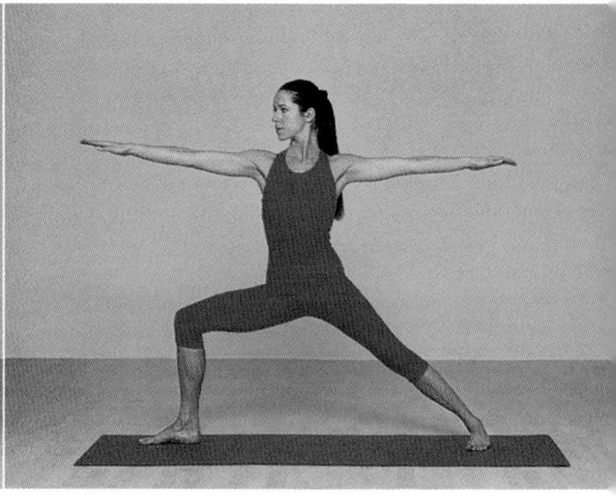

1 Aufrecht stehen, Füße etwa einen Meter gespreizt. Handflächen vor der Brust zusammenbringen. Beim Einatmen die Arme auf Schulterhöhe erst nach vorn, dann zur Seite schwingen. Handflächen zeigen nach unten. Linke Ferse nach außen, rechtes Bein und rechten Fuß um ca. 90° nach rechts drehen.

2 Tief einatmen und beim nächsten Ausatmen das rechte Knie so weit zur Seite beugen, bis es über der Ferse ist. Den Oberkörper leicht nach rechts drehen, am rechten Arm entlangblicken und das Steißbein nach unten sinken lassen. Die Stellung einige Zeit halten und mehrmals atmen.

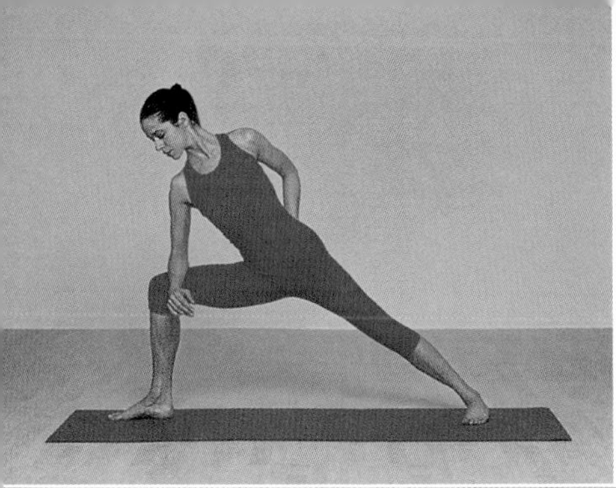

3 Beim Ausatmen nach rechts beugen und den rechten Unterarm auf den rechten Oberschenkel legen; die Handfläche der linken Hand aufs Kreuzbein legen, den Brustkorb weiten, die äußeren Fußkanten zum Boden stemmen. Blicken Sie nach unten zum rechten Knie.

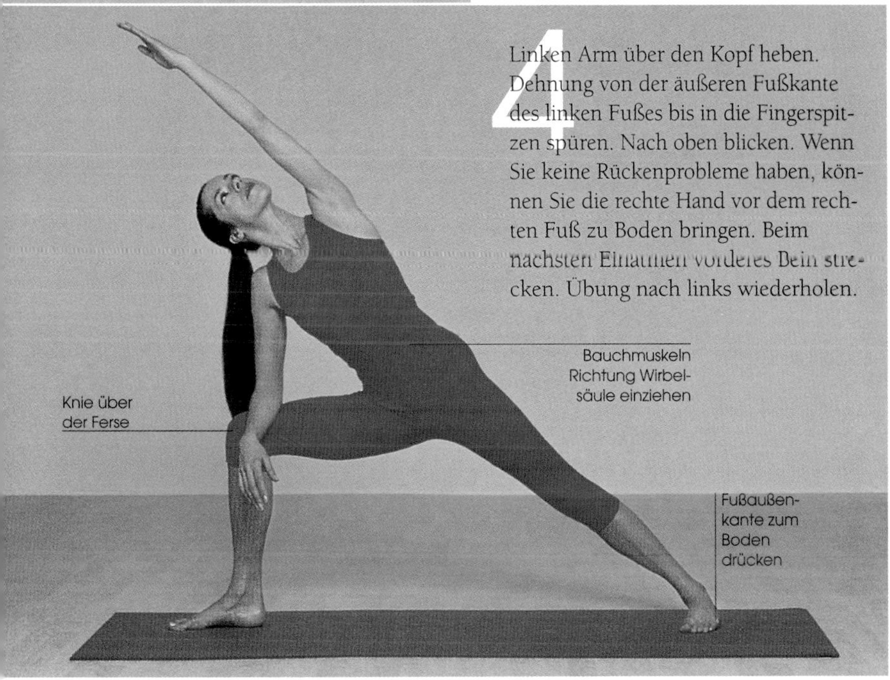
Bauchmuskeln Richtung Wirbelsäule einziehen
Knie über der Ferse
Fußaußenkante zum Boden drücken

4 Linken Arm über den Kopf heben. Dehnung von der äußeren Fußkante des linken Fußes bis in die Fingerspitzen spüren. Nach oben blicken. Wenn Sie keine Rückenprobleme haben, können Sie die rechte Hand vor dem rechten Fuß zu Boden bringen. Beim nächsten Einatmen vorderes Bein strecken. Übung nach links wiederholen.

VORSICHT

- Bei Nackenproblemen nicht nach oben blicken.
- Bei Bluthochdruck den Unterarm auf dem Oberschenkel lassen.

Läufer-Dehnung

Diese Übung nennt sich so, weil sie die Kniesehnen und Wadenmuskeln des führenden Beins streckt. Außerdem wirkt sie wie eine Massage und kräftigt so die Verdauungsorgane mit jedem Atemzug.

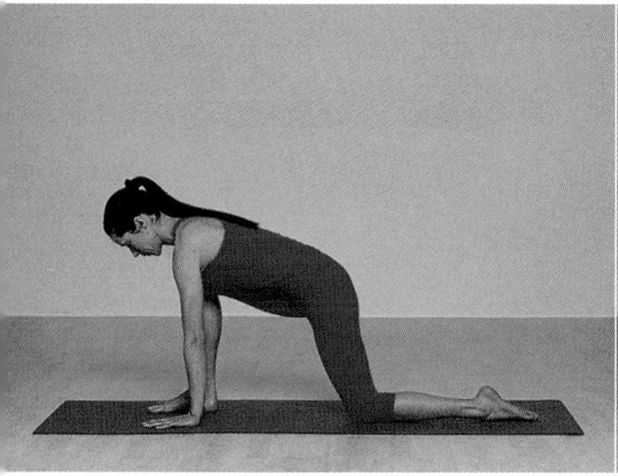

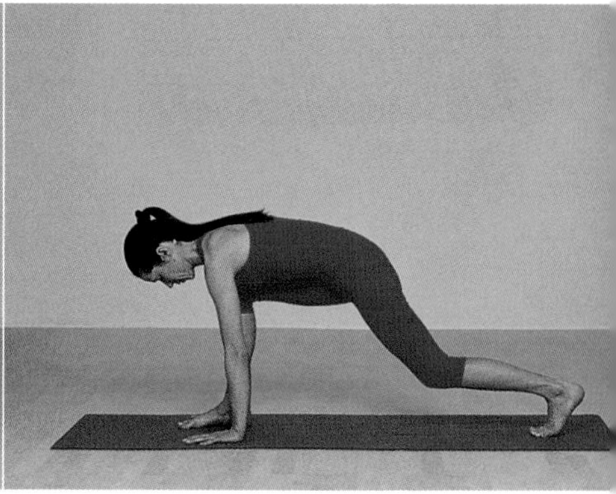

1 Kommen Sie auf alle viere, Hände schulterbreit auseinander, die Finger gespreizt und nach vorn zeigend. Mit dem rechten Fuß einen Schritt nach vorn machen und den Fuß so zwischen die Hände stellen, dass sich das Knie direkt über der Ferse befindet. Auf den Boden blicken.

2 Strecken Sie den Oberkörper nach vorn über den rechten Oberschenkel und kommen Sie auf den linken Fußballen. Heben Sie beim Einatmen das linke Knie etwas an, die Handflächen bleiben flach auf dem Boden.

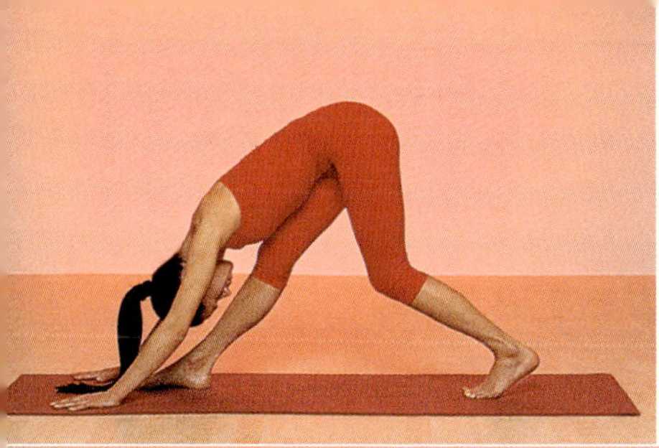

3 Beim Ausatmen den Po heben und etwas nach hinten schieben, den Rücken über dem rechten Bein durchstrecken, dabei das linke Knie gebeugt lassen.

4 Den Oberkörper und das rechte Bein durchstrecken, dabei den Rücken locker lassen. Dann auch das linke Bein strecken. Auf der linken Seite wiederholen.

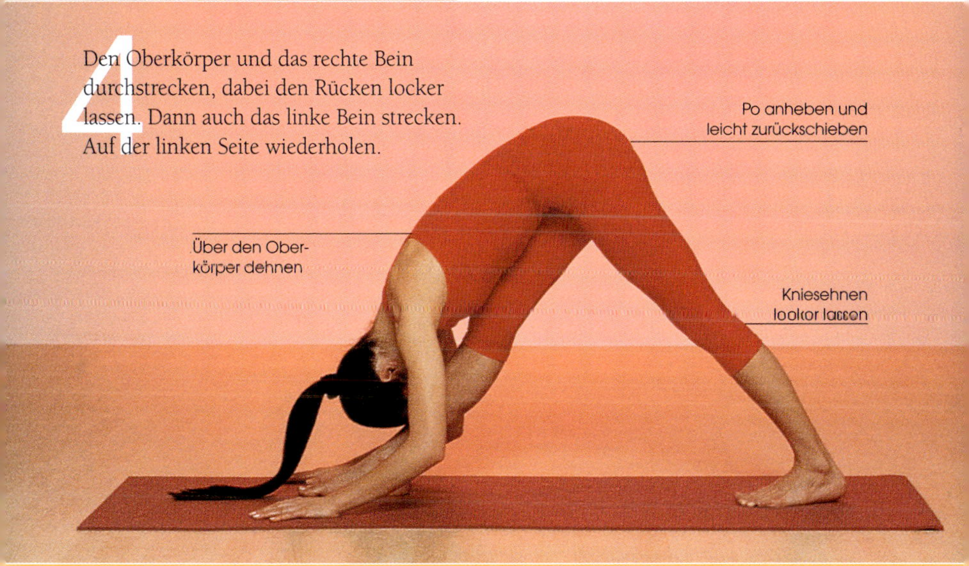
Po anheben und leicht zurückschieben
Über den Oberkörper dehnen
Kniesehnen locker lassen

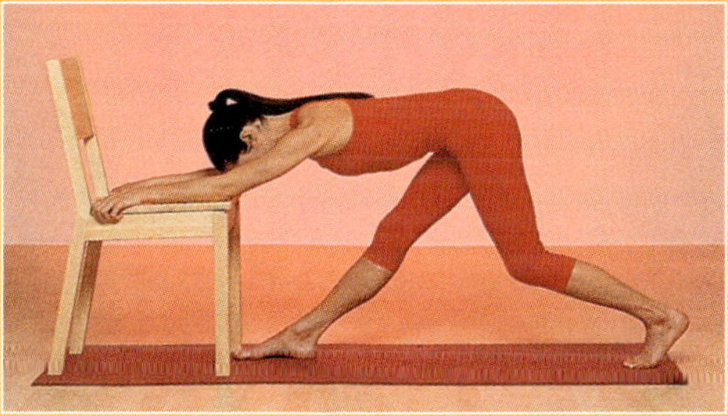

ALTERNATIVE

Wenn Ihnen die Dehnung schwer fällt, Sie Rückenprobleme, Bluthochdruck oder Herzbeschwerden haben oder an grauem Star oder Netzhautablösung leiden, üben Sie mit einem Stuhl. Arme auf den Sitz legen und linkes Bein gebeugt lassen, um den Rücken zu schonen.

Dehnung
mit Ausfallschritt

Diese Haltung verbindet eine Drehung der Wirbelsäule mit einer vollen Armstreckung. Sie lindert Rückenschmerzen und Steifheit in den Schultern. Atmen Sie gleichmäßig und lassen Sie den Brustkorb weit werden.

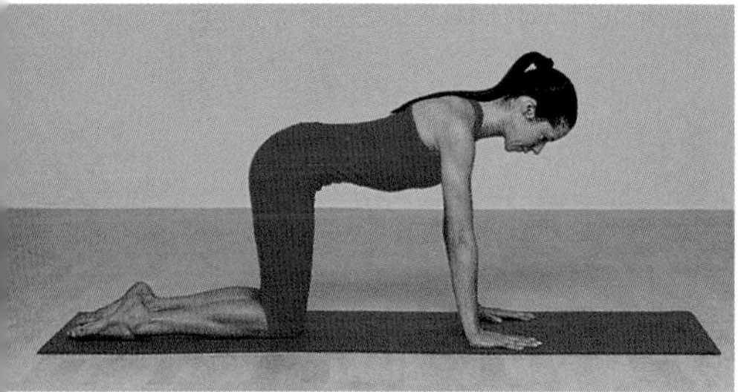

1 Kommen Sie auf alle viere, die Arme schulterbreit auseinander, die Finger spreizen und die Mittelfinger nach vorn zeigen lassen. Auf den Boden blicken.

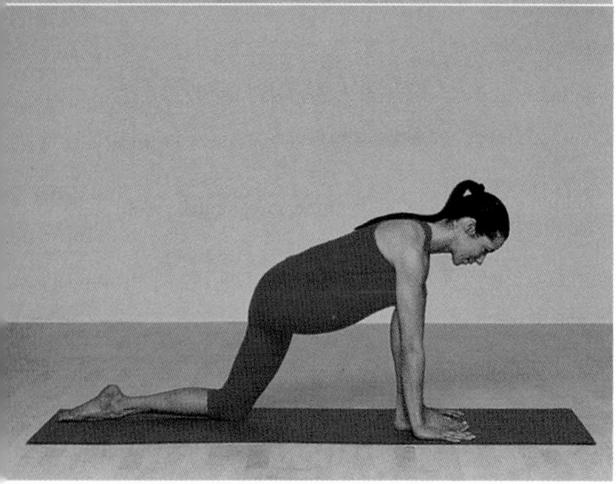

2 Rechten Fuß nach vorn bringen und so zwischen den Händen platzieren, dass das Knie über dem Knöchel ist, Handballen und Knöchel auf einer Linie. Oberkörper durchstrecken.

VORSICHT

- Bei Rückenbeschwerden oder Leistenbruch vorsichtig drehen.
- Bei Problemen im Nackenbereich nicht nach oben blicken.
- Bei Bluthochdruck obere Hand auf angewinkelten Oberschenkel legen.

3

Beim Ausatmen den rechten Arm über die Seite nach oben ausstrecken, den Kopf drehen und zur Hand schauen. Die linke Hand auf den Boden drücken, dabei die rechte Hand noch weiter nach oben strecken. Den Brustkorb weit machen.

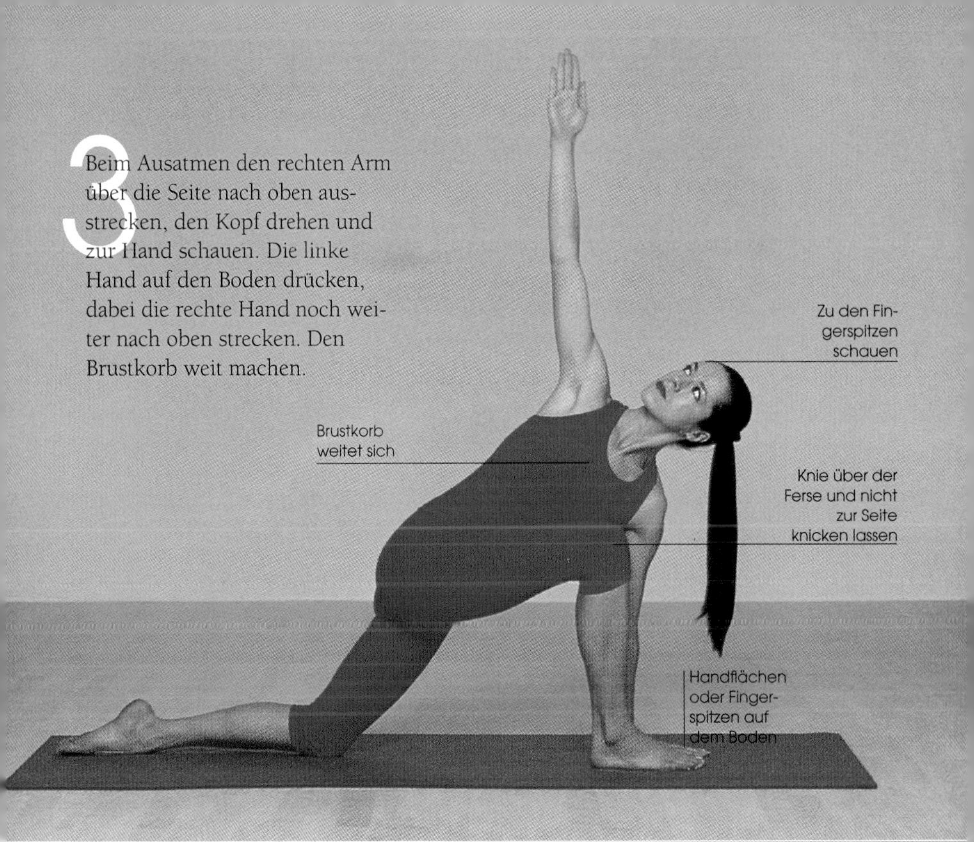
Zu den Fingerspitzen schauen
Brustkorb weitet sich
Knie über der Ferse und nicht zur Seite knicken lassen
Handflächen oder Fingerspitzen auf dem Boden

4

Um die Haltung zu lösen, den rechten Arm senken und die Hand zurück zum Boden bringen, das rechte Bein durchstrecken. Wieder auf alle viere kommen. Übungsfolge nach links wiederholen.

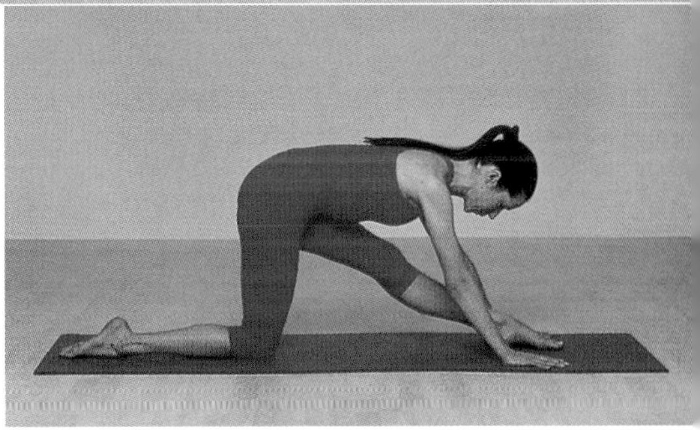

Vorwärtsbeuge
mit gegrätschten Beinen

Diese Haltung stärkt und dehnt die Rückseiten der Beine und die Innenseiten der Oberschenkel. Sie verkehrt die Wirkung der Schwerkraft im Oberkörper ins Gegenteil, entlastet den Rücken und beruhigt den Geist.

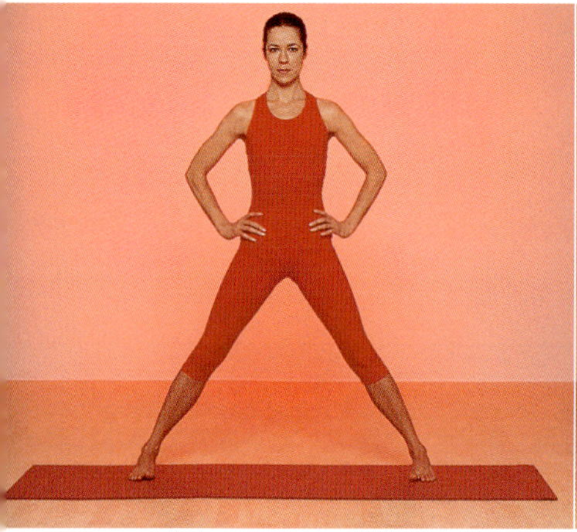

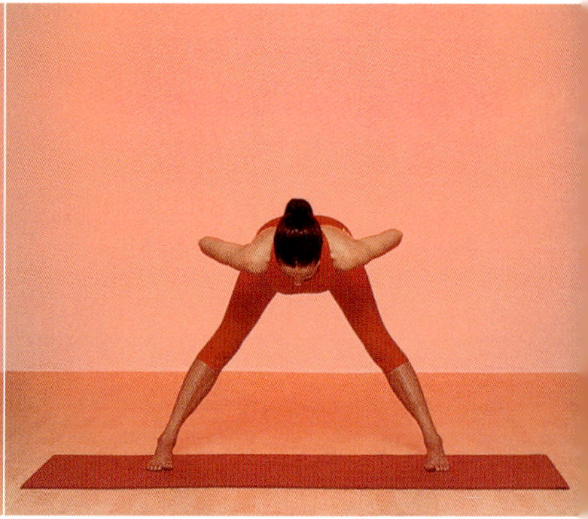

1 Stellen Sie sich aufrecht hin, die Füße etwa einen Meter auseinander, Hände liegen auf der Hüfte, die Füße zeigen nach vorn. Blicken Sie geradeaus. Vordere Muskeln der Oberschenkel anspannen und nach außen drehen, das Brustbein aufrichten. Einatmen.

2 Beim Ausatmen aus der Hüfte vorwärts beugen, sodass die Wirbelsäule gestreckt und parallel zum Boden ist. Bei Rückenbeschwerden vor dem Beugen die Knie leicht anwinkeln. Nach unten blicken.

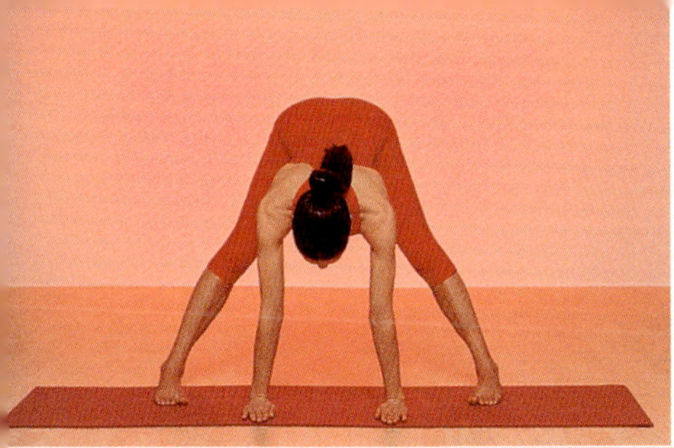

3 Beim Ausatmen die Hände schulterbreit auseinander zum Boden bringen. Einatmen und die Hände so auf den Boden drücken, dass Arme und Rücken gestreckt werden.

4 Arme beugen. Kopf Richtung Boden sinken lassen. Ruhig weiteratmen. Wirbelsäule behutsam dehnen. Um die Haltung zu lösen, mit einem Ausatmen aus der Hüfte heraus Wirbel für Wirbel hochkommen und zum Schluss den Kopf heben.

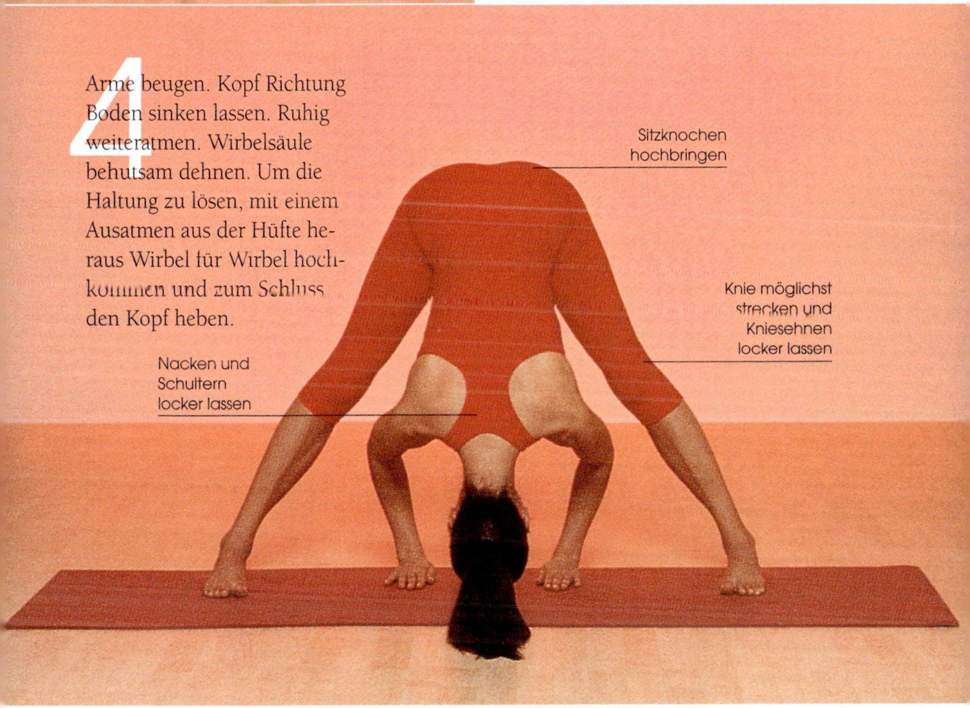
Sitzknochen hochbringen
Knie möglichst strecken und Kniesehnen locker lassen
Nacken und Schultern locker lassen

VORSICHT

- Bei Rückenproblemen die Knie angewinkelt lassen und/oder einen Stuhl einsetzen.
- Bei Bluthochdruck, Herzbeschwerden, grauem Star oder Netzhautablösung nur halb nach vorn beugen.

Seitwärtsbeuge-Sequenz

Diese dynamische Übungsfolge mit Seitwärtsbeuge hilft, sich zu beruhigen, die Mitte zu finden und Kraft zu sammeln. Versuchen Sie, bei jedem Schritt dreimal einzuatmen.

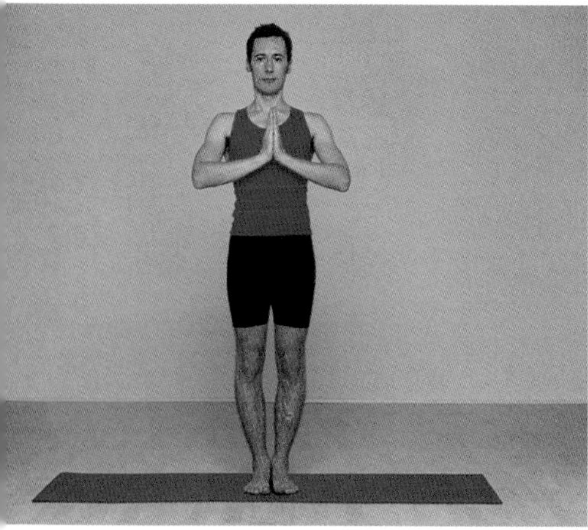

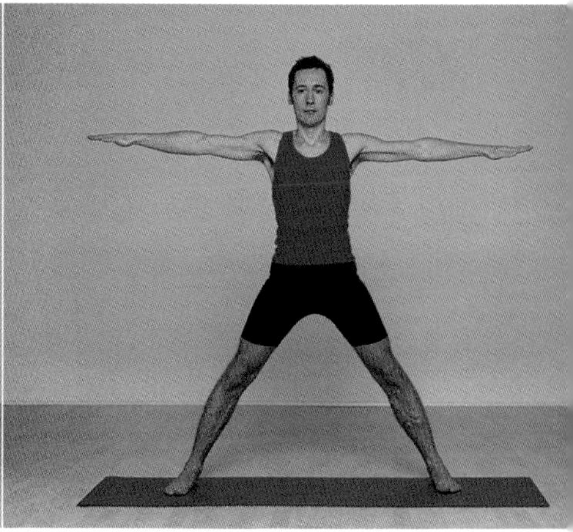

1 Aufrecht hinstellen, Füße nebeneinander, Hände in Gebetsstellung vor der Brust, Handflächen aneinander. Etwas weiter aufrichten. Nehmen Sie sich die Zeit, Ihre Mitte zu finden – normal atmen, Handballen aneinander pressen.

2 Die Beine etwa einen Meter grätschen, dann die Arme auf Schulterhöhe erst nach vorn, dann zur Seite schwingen, mit den Handflächen nach unten. Spüren Sie die Kraft in den Armen, und lassen Sie die Schultern locker.

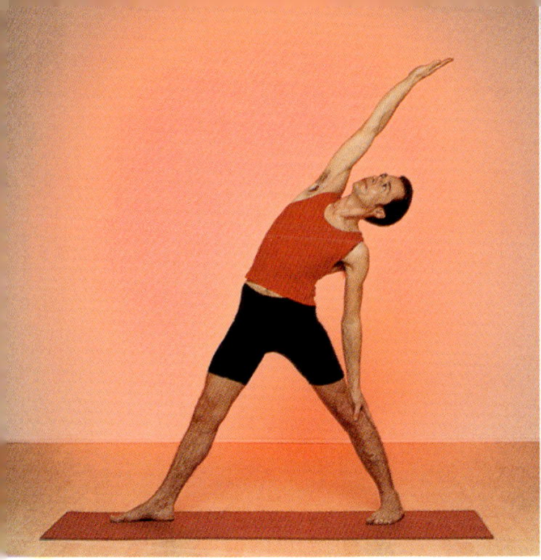

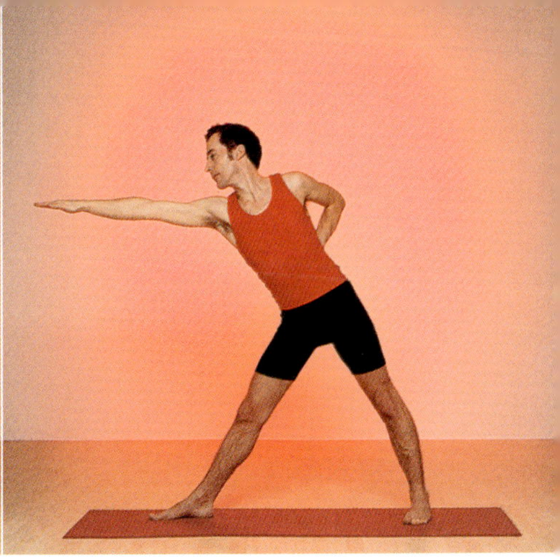

3 Linke Ferse nach außen und rechtes Bein so drehen, dass die Zehen zum Ende der Matte zeigen. Beim Einatmen den rechten Arm heben und nach links ziehen. Den linken Arm auf das linke Bein legen.

4 Beim Ausatmen den rechten Arm zur Seite ausstrecken und die linke Hand auf den unteren Rücken legen. Spüren Sie die Dehnung im Körper und blicken Sie am rechten Arm entlang zur Hand.

5 Senken Sie den rechten Arm und bringen Sie die Hand so weit, wie es Ihnen angenehm ist, zum rechten Knöchel. Die linke Hand sanft gegen den Rücken drücken, damit sich der Brustkorb weiten kann. Die Hüfte so weit dehnen wie möglich und über die Wirbelsäule strecken, dabei den Kopf so bewegen, dass der Scheitelpunkt zur Wand zeigt. Nach vorn blicken. ▶

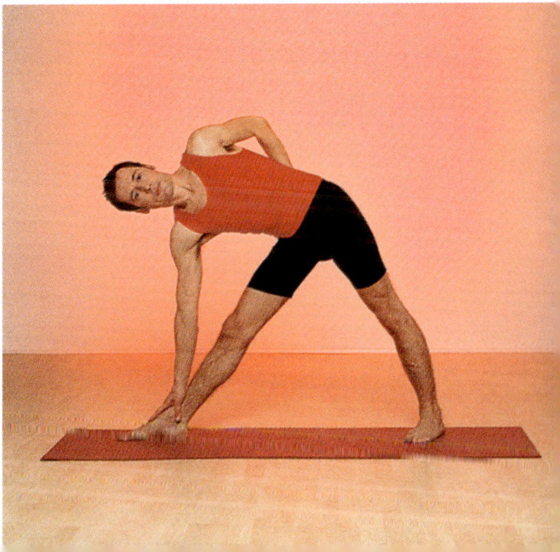

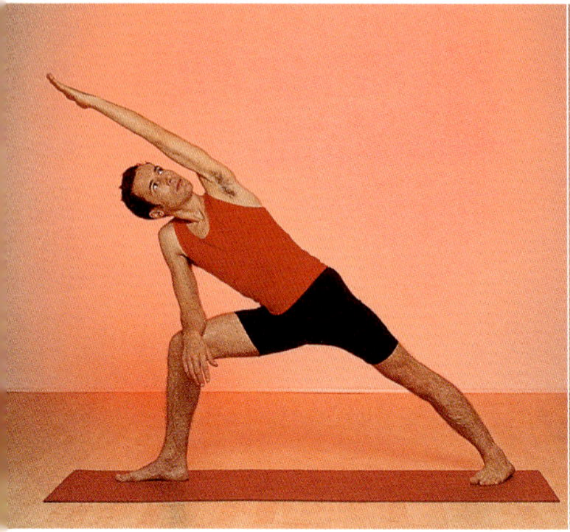

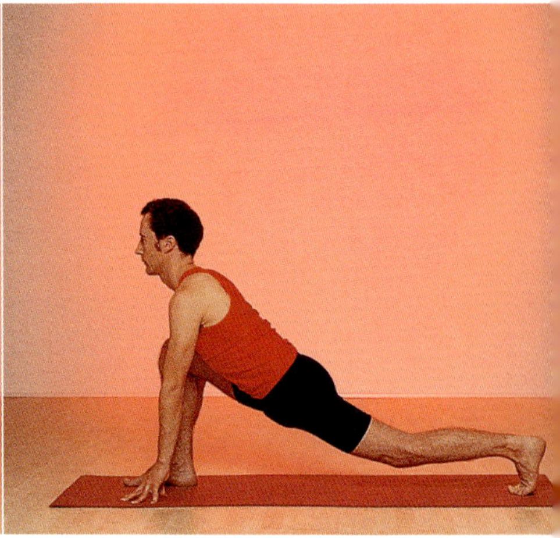

6 Beim Ausatmen das rechte Knie so beugen, dass es über der Ferse steht. Den rechten Unterarm auf dem rechten Oberschenkel ablegen. Den linken Arm am Kopf vorbei ausstrecken. Die Hüfte gestreckt lassen, den Kopf drehen und zum Arm blicken.

7 Beim Ausatmen den linken Arm senken und beide Hände parallel neben dem rechten Fuß zum Boden bringen, zugleich den linken Fußballen drehen, sodass Sie in die Stellung »Krieger mit Ausfallschritt« kommen (Seite 42).

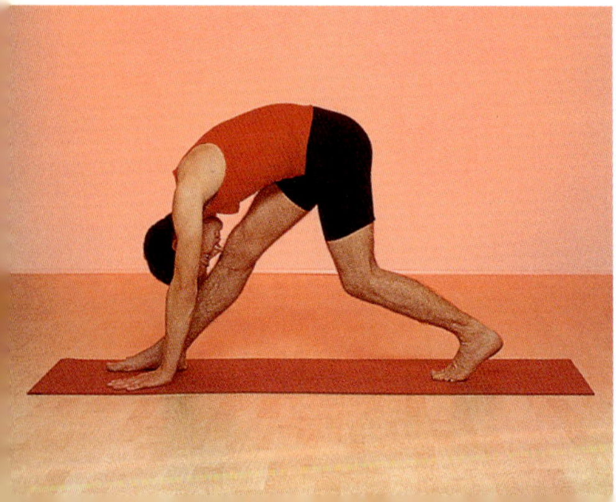

8 Mit dem linken Fuß einen Schritt nach vorn machen zur »Läufer-Dehnung« (Seite 62). Lassen Sie das linke Knie gebeugt und dehnen Sie sich über das rechte Bein so weit, wie es angenehm ist. Den Oberkörper beim Vorwärtsbeugen lang machen: Stellen Sie sich vor, wie sich Ihr Po mit den Sitzknochen aufrichtet und Richtung Wand bewegt. Lassen Sie den Rücken locker und die Hände auf dem Boden.

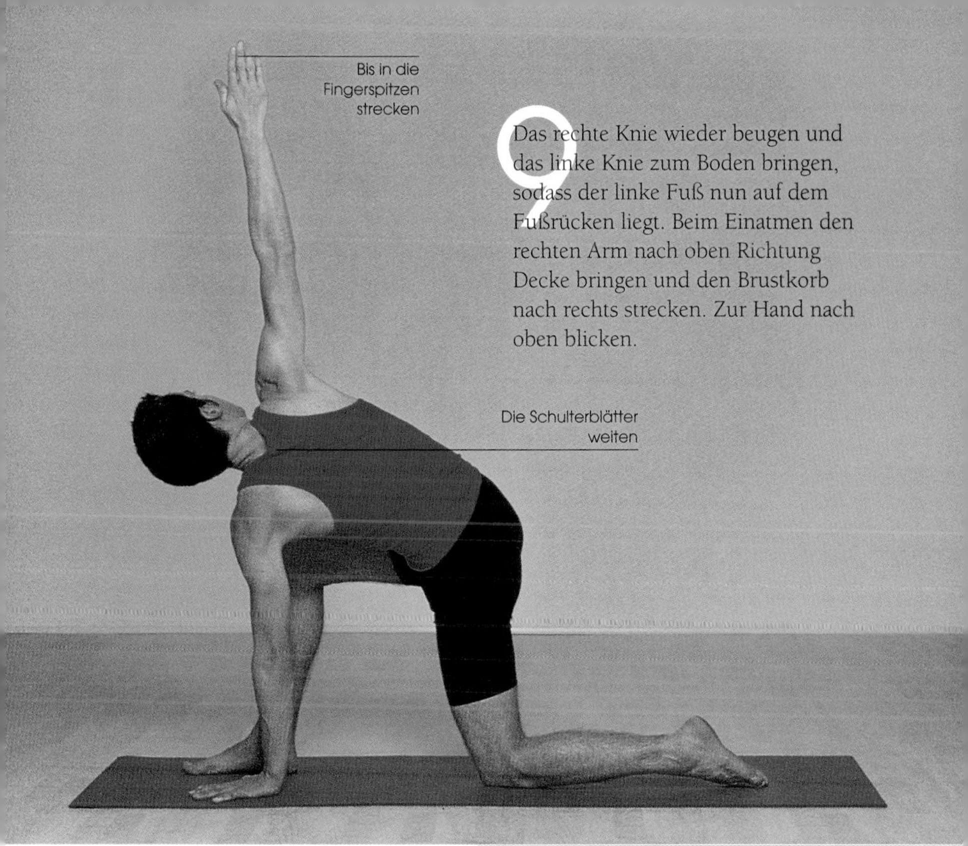

9 Das rechte Knie wieder beugen und das linke Knie zum Boden bringen, sodass der linke Fuß nun auf dem Fußrücken liegt. Beim Einatmen den rechten Arm nach oben Richtung Decke bringen und den Brustkorb nach rechts strecken. Zur Hand nach oben blicken.

10 Beim Ausatmen die rechte Hand wieder auf den Boden bringen. Auf dem linken Fußballen etwas hochkommen und zurück in die »Läufer-Dehnung« bewegen, dabei den Po mit den Sitzknochen anheben und dann zurückschieben, den Oberkörper locker lassen. ►

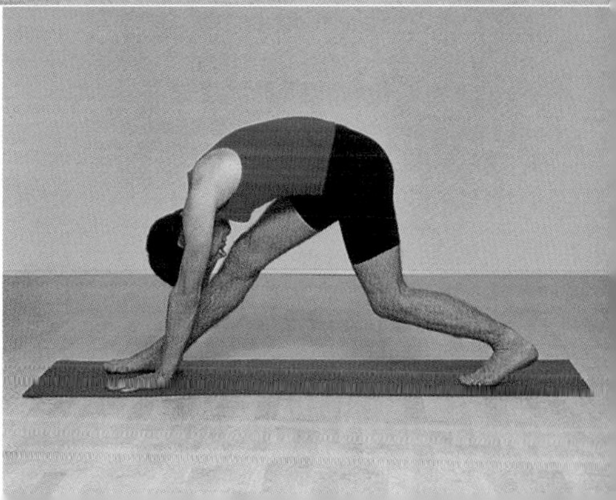

11 Das rechte Knie beugen, dabei die Hände seitlich so umsetzen, dass sich der Körper quasi um 90° dreht, gleichzeitig beide Füße zur Seite nach vorn drehen zur »Vorwärtsbeuge mit gegrätschten Beinen« (Seite 66). Den Rücken gerade und entspannt halten. Die Finger spreizen.

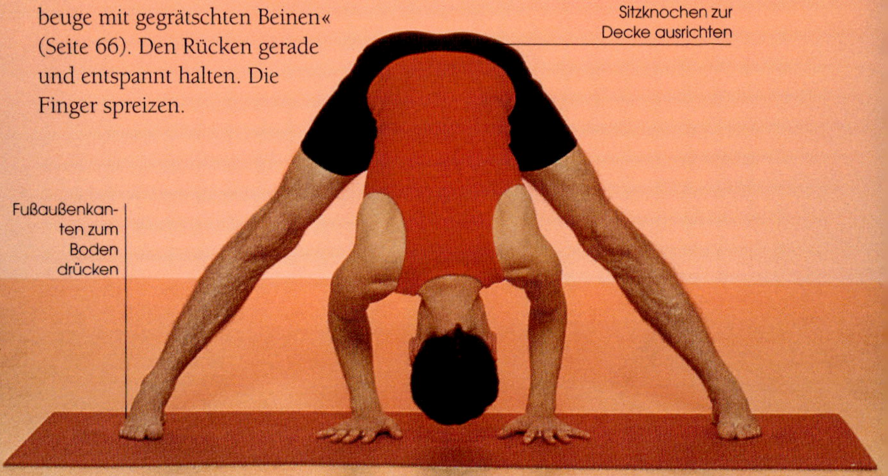

12 Die Knie beugen und die Hände auf die Hüfte legen. Beim Einatmen den Rücken locker lassen und den Oberkörper langsam Wirbel für Wirbel aufrichten, schließlich den Kopf heben, nach vorn blicken und die Beine strecken.

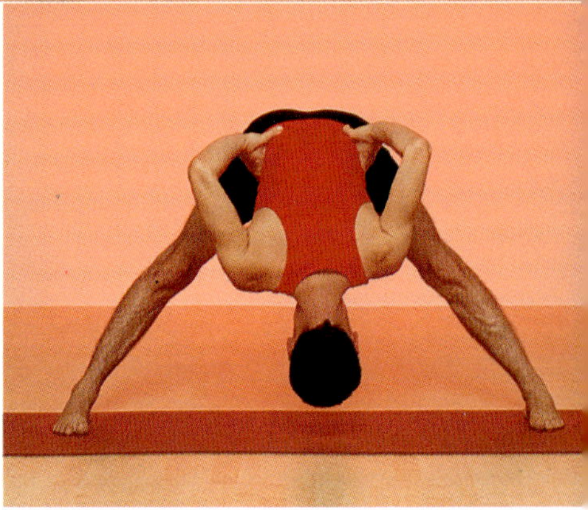

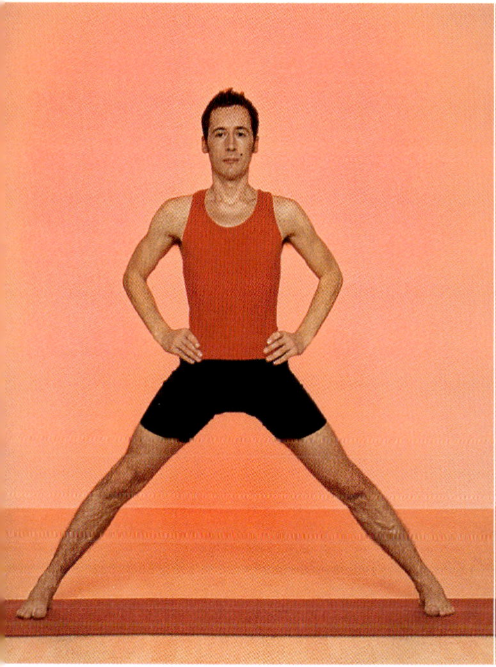

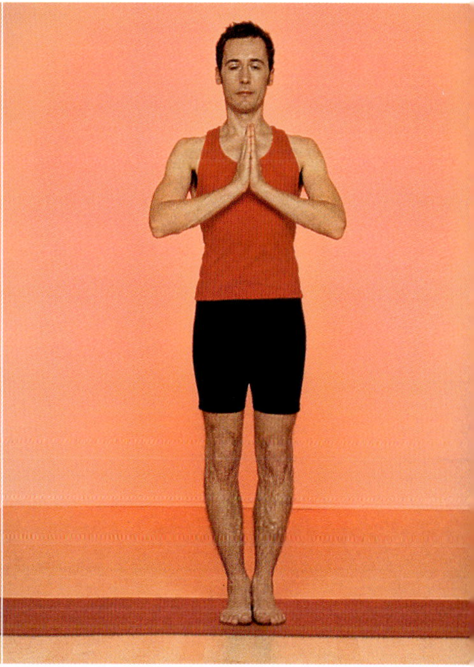

13 Die Fußaußenkanten auf den Boden pressen, dabei die Oberschenkelknochen nach außen drehen. Die Ellbogen leicht zurückziehen, die Schultern breit machen und den Brustkorb weit aufrichten. Nach vorn blicken. Mehrmals atmen.

14 Die Füße wieder zusammenbringen, die Handflächen in Brusthöhe zur Gebetsposition aneinander legen. Dann die Übungsfolge mit der linken Seite wiederholen. Danach aufmerksam und mit geschlossenen Augen einen Moment stehen bleiben und die Energie und Ruhe spüren.

Kind

Die Position »Kind« ist eine aufbauende Haltung, die Wirbelsäule und Rückenmuskeln sanft dehnt, während die Aufmerksamkeit nach innen wandert. Diese Stellung fördert das Bewusstsein für den Atem.

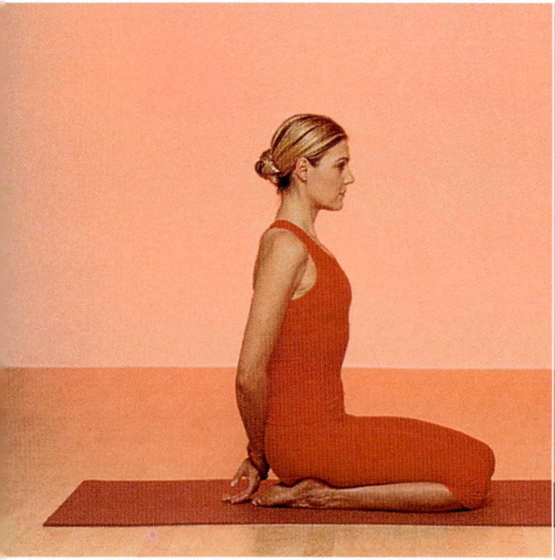

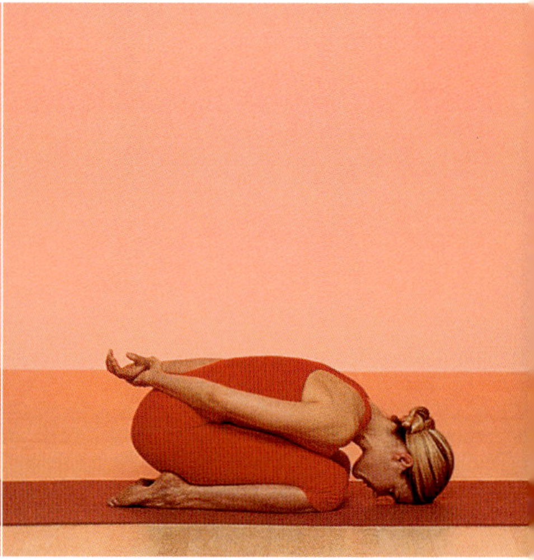

1 Auf die Fersen kommen und nach vorn blicken. Hände hinter den Rücken legen, dabei mit einer Hand das Handgelenk der anderen umfassen. Wirbelsäule lang machen. Einatmen.

2 Beim Ausatmen von der Hüfte aus nach vorn über die Knie beugen, die Stirn zum Boden bringen. Falls dies zu schwierig ist, einen Holzblock oder ein Kissen als Hilfsmittel einsetzen.

3 Arme neben dem Körper oder angewinkelt neben dem Kopf auf den Boden legen. Atem regelmäßig kommen und gehen lassen. Die Übung ist sehr dynamisch, wenn Sie fünf- bis zehnmal zwischen Schritt 1 und 2 hin und her wechseln (nicht bei Epilepsie!).

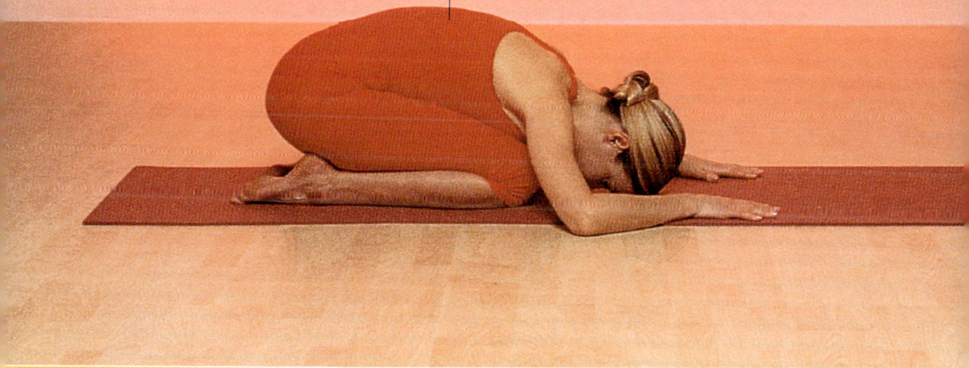

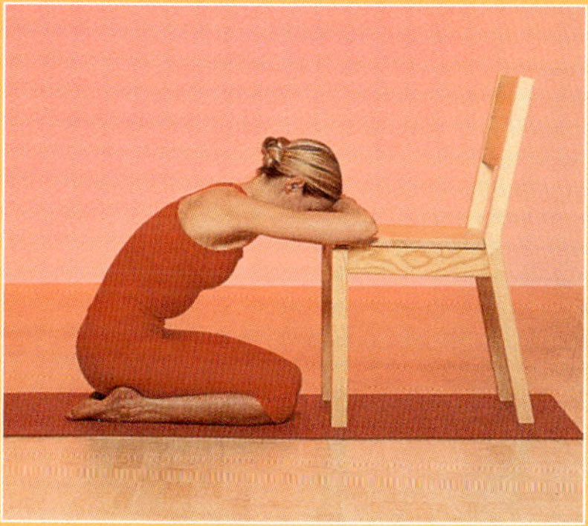

ALTERNATIVE

Bei Rückenbeschwerden, Bluthochdruck, grauem Star oder Netzhautablösung den Kopf nicht auf den Boden bringen, sondern die Unterarme auf einen Stuhl legen und den Kopf darauf ruhen lassen.

Hase

Der »Hase« ist eine aufbauende Haltung: Sie dehnt die Wirbelsäule und mildert Verspannungen im Schultergürtel. Machen Sie die Wirbelsäule lang und lassen Sie die Schultern beim Ausatmen locker.

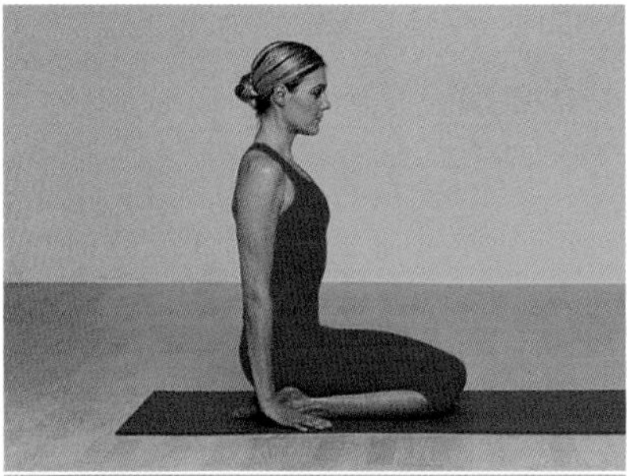

1 Setzen Sie sich auf die Fersen und richten Sie den Oberkörper auf. Die Hände neben dem Körper auf die Matte pressen, die Finger zeigen nach vorn. Dehnen Sie sich über die Wirbelsäule und blicken Sie nach vorn.

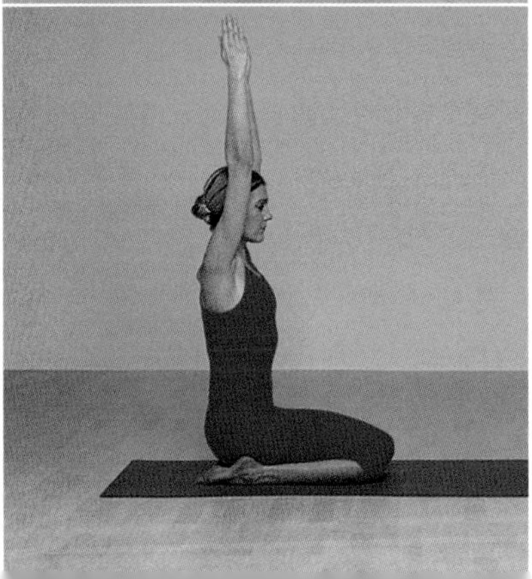

2 Beim Einatmen die Arme über die Seite nach oben über den Kopf bringen; beim Ausatmen wieder senken, beim nächsten Einatmen wieder heben.

VORSICHT

Bei Rückenbeschwerden, grauem Star oder Netzhautablösung Arme nach vorn auf einen Stuhl legen.

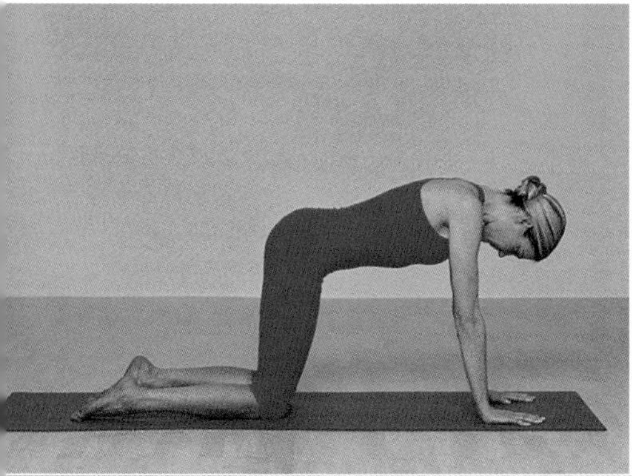

3 Beim Ausatmen die Arme nach vorn zum Boden bringen, Handflächen aufsetzen und auf die Knie kommen; die Hände schulterbreit auseinander und die Knie hüftbreit.

4 Beim Ausatmen die Hüfte zurückschieben, bis der Po auf den Fersen liegt, die Hände ruhig halten. Streckung der Schultern und des Rückens spüren und verstärken, indem Sie die Hände langsam weiter nach vorn schieben. Mehrmals tief und langsam atmen. Die Arme entspannen und mit einem Einatmen wieder aufrecht hinsetzen.

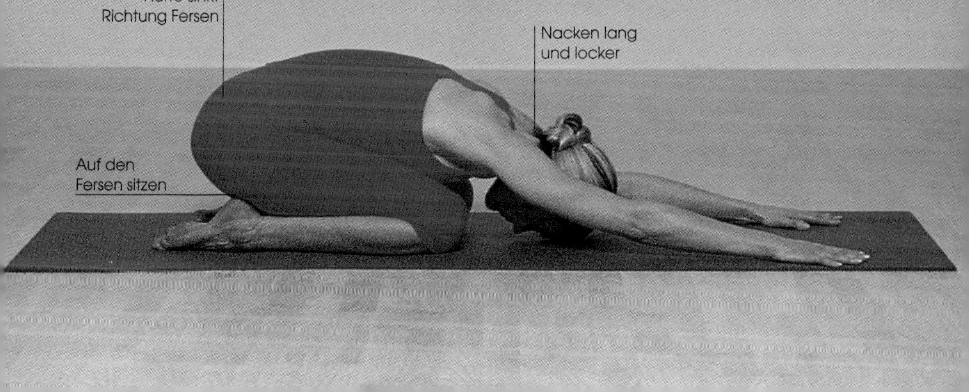
Hüfte sinkt Richtung Fersen
Nacken lang und locker
Auf den Fersen sitzen

Kamel

Diese intensive Rückwärtsbeuge macht den Energiefluss durch den Oberkörper deutlich. Wenn Sie sich zurückbeugen, ziehen Sie die Pomuskeln nach innen, um die Wirbelsäule maximal zu dehnen.

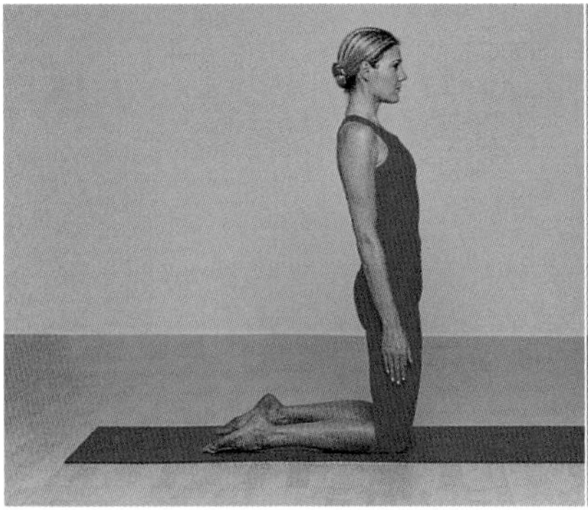

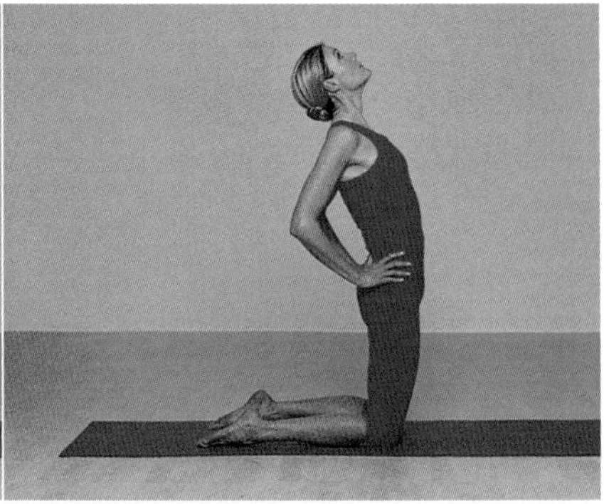

1 Körper im Knien aufrichten, Beine hüftbreit auseinander. Handflächen gegen die Oberschenkel drücken, Steißbein und Bauch einziehen. Brustbein heben, die Schultern locker lassen.

2 Die Hände auf die Hüfte legen. Beim Einatmen den Brustkorb etwas anheben, die Ellbogen zurückziehen, nach oben Richtung Decke schauen. Ausatmen und die Haltung beim Weiteratmen halten.

VORSICHT

- Bei Rückenbeschwerden, Leistenbruch, vor kurzem erfolgten Unterleibsoperationen, Bluthochdruck oder Herzkrankheiten bei den Schritten 3 und 4 äußerst vorsichtig sein.
- Bei Problemen im Nackenbereich den Kopf bei Schritt 4 nicht in den Nacken legen.

3 Beim Einatmen den rechten Arm erst zur Seite ausstrecken, dann nach oben bringen, und mit dem nächsten Ausatmen nach hinten Richtung Fersen bringen. Dasselbe mit dem linken Arm.

4 Unter- und Oberschenkel bilden einen 90°-Winkel. Oberkörper Richtung Fersen beugen, bis die Hände die Fersen berühren. Stellung vier bis fünf Atemzüge halten. Einatmen, Fersen loslassen und behutsam wieder aufrichten.

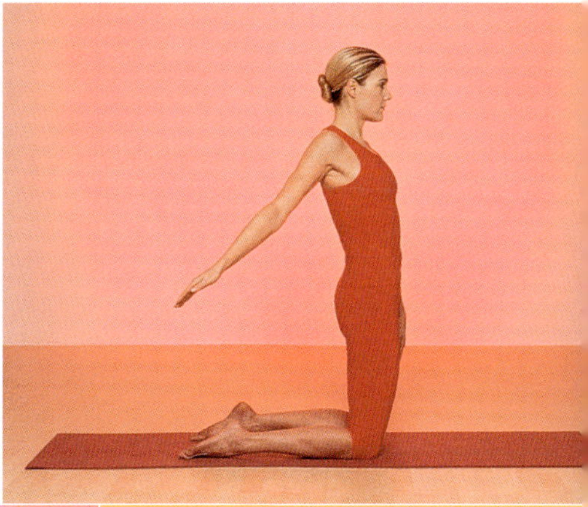

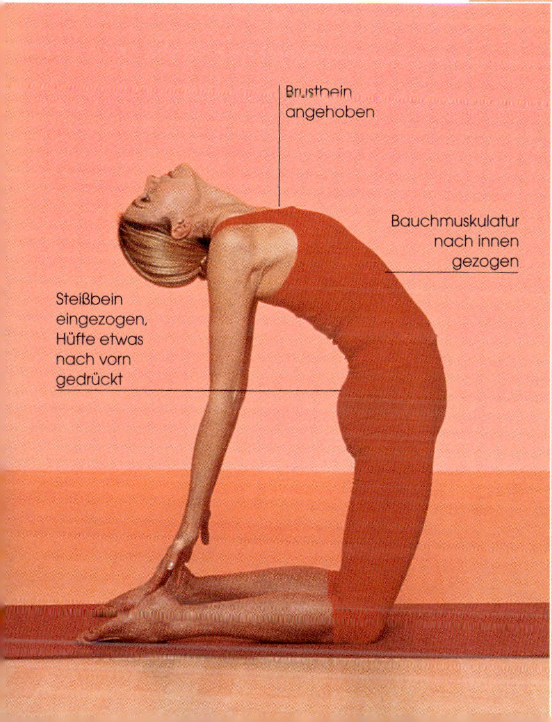
Brustbein angehoben
Bauchmuskulatur nach innen gezogen
Steißbein eingezogen, Hüfte etwas nach vorn gedrückt

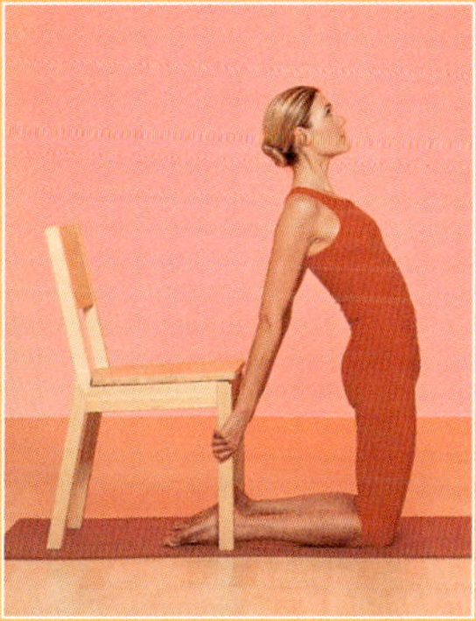

ALTERNATIVE

Wenn Sie Probleme im Lendenwirbelbereich haben, stellen Sie einen Stuhl über Ihre Füße und halten sich beim Rückwärtsbeugen an dessen Beinen fest.

Schulterstand
an der Wand

Diese Haltung verjüngt, stimuliert das Gehirn und gleicht die Tätigkeiten beider Hälften aus. Um den Hals zu schonen, können Sie sich eine Decke unter die Schultern legen (Seite 84).

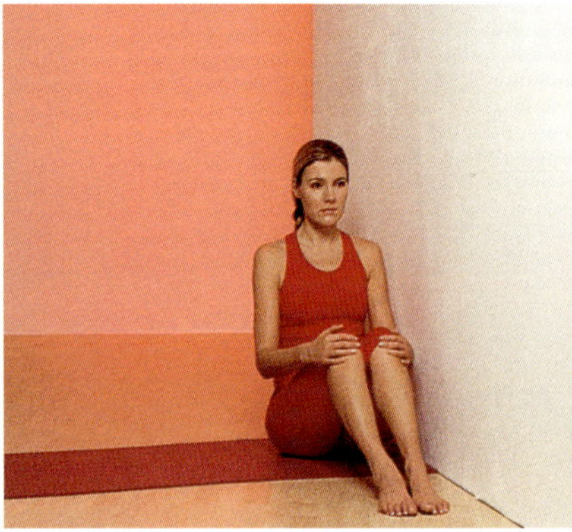

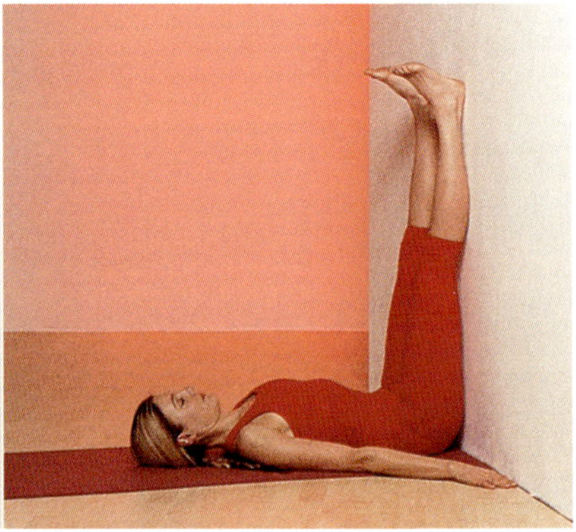

1 Setzen Sie sich aufrecht mit angewinkelten Beinen so an eine Wand, dass die linke Hüfte sie berührt. Atmen Sie ein paarmal.

2 Legen Sie sich auf den Rücken. Der Po berührt die Wand, die Beine zeigen gerade nach oben. Ziehen Sie die Schultern nach unten zum Boden.

VORSICHT

- Bei Übergewicht, Nackenverspannungen, Bluthochdruck, Herzbeschwerden, Netzhautablösung oder während der Menstruation nur bis Schritt 2 üben.
- Bei Rückenproblemen die Knie beim Liegen über einen Stuhl beugen.

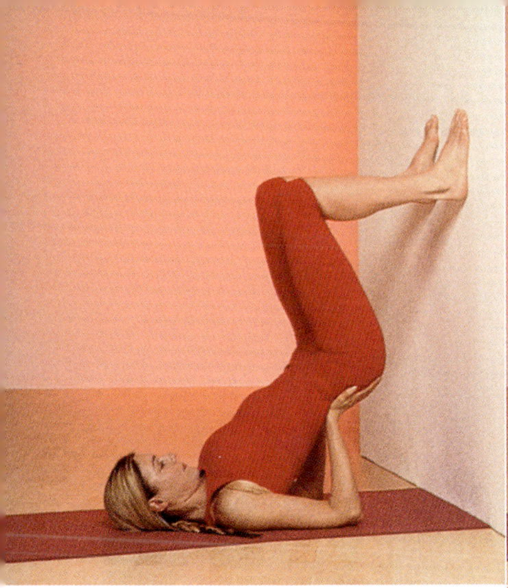

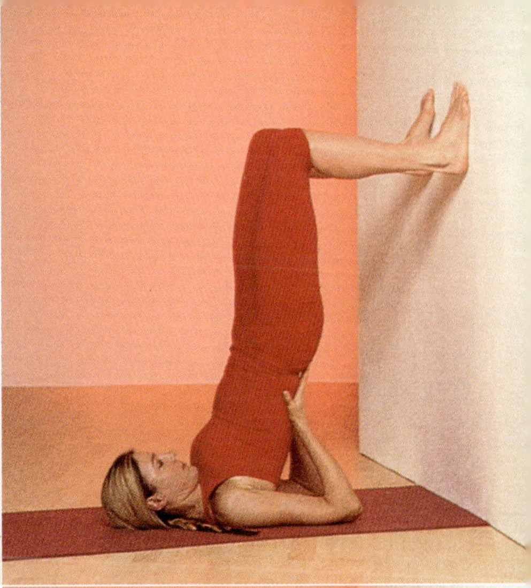

3 Die Knie beugen und die Fußsohlen gegen die Wand stellen; einatmen und die Füße gegen die Wand stemmen, den Po anheben – unterstützen Sie den Rücken dabei mit den Händen.

4 Die Vorderseite des Körpers lang machen, bis Rücken und Oberschenkel einen rechten Winkel bilden. Wenn Ihnen die Haltung Beschwerden im Nacken bereitet: Übung abbrechen.

5 Lassen Sie den Atem gleichmäßig ein- und ausströmen. Linkes Bein von der Wand lösen, Fuß Richtung Decke strecken. Zurück an die Wand, mit dem rechten Bein wiederholen. ▶

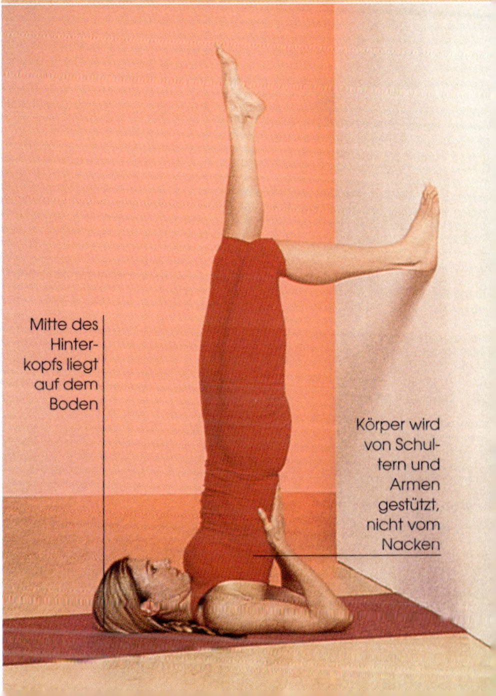
Mitte des Hinterkopfs liegt auf dem Boden
Körper wird von Schultern und Armen gestützt, nicht vom Nacken

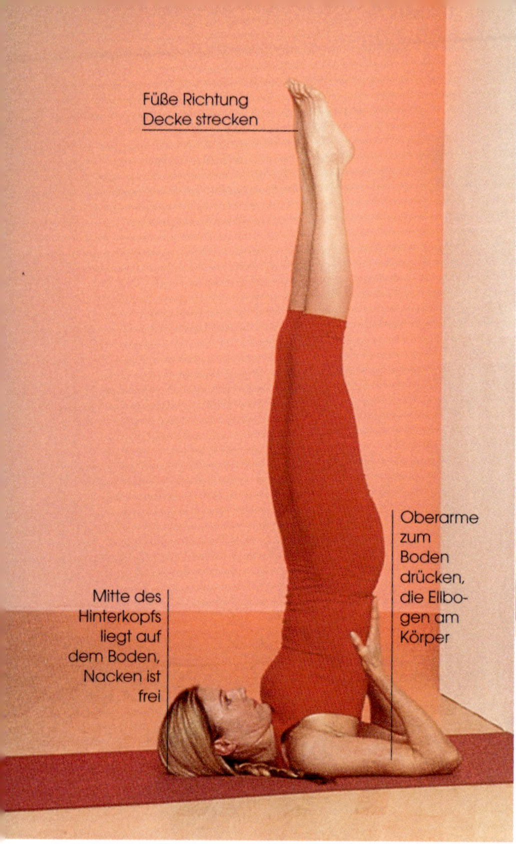

Füße Richtung
Decke strecken
Mitte des
Hinterkopfs
liegt auf
dem Boden,
Nacken ist
frei
Oberarme
zum
Boden
drücken,
die Ellbo-
gen am
Körper

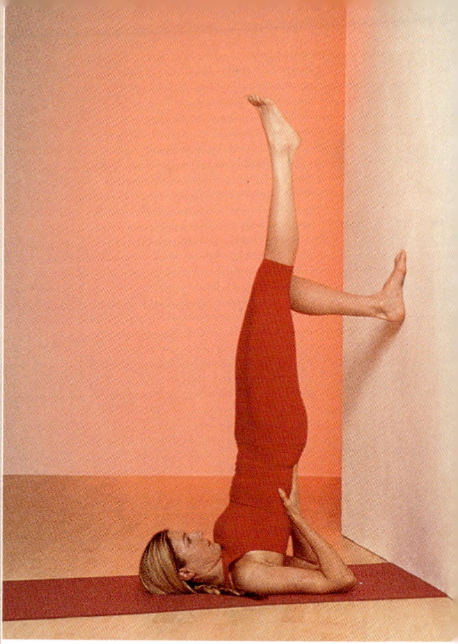

7 Um die Haltung aufzulösen, das linke Knie anwinkeln und die Fußsohle wieder an die Wand legen. Die Wirbelsäule gestreckt lassen und den Rücken weiterhin mit den Händen stützen.

6 Ein Bein nach dem anderen von der Wand lösen und in den vollen Schulterstand kommen, die Hände näher zu den Schultern rutschen lassen, um den Körper zu stützen. Anfangs die Stellung ungefähr 30 Sekunden halten, später allmählich ausdehnen. Normal atmen, die Füße Richtung Decke strecken und den Körper lang machen.

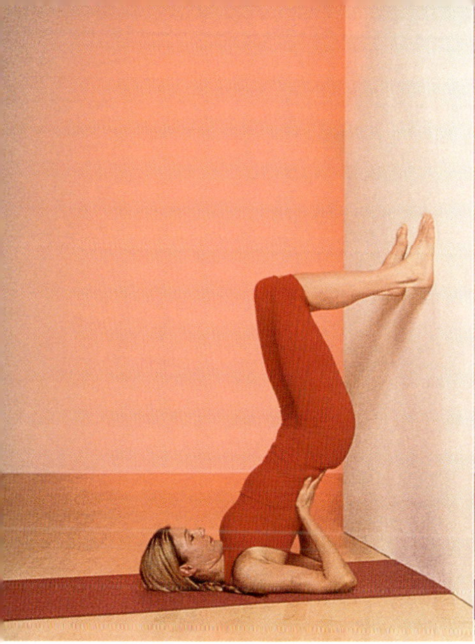

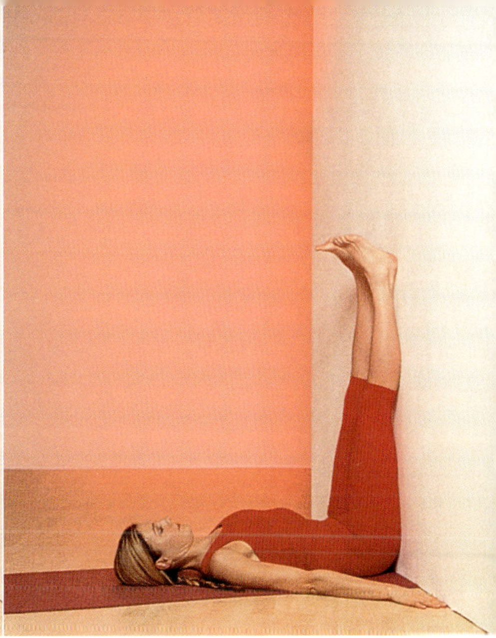

8 Das rechte Knie beugen und den rechten Fuß an die Wand bringen. Normal atmen. Die Wirbelsäule langsam Richtung Boden bewegen, dabei den Rücken mit den Händen stützen.

9 Wenn der Rücken wieder auf dem Boden liegt, die Arme zur Seite legen und in dieser Haltung einige Atemzüge lang bleiben, die Beine gestreckt an der Wand.

10 Beim Ausatmen auf die rechte Seite rollen und die Knie anwinkeln. Einen Augenblick lang so liegen bleiben, leicht atmen. Üben Sie den »einfachen Fisch« (Seite 88), bevor Sie weitere Haltungen einnehmen.

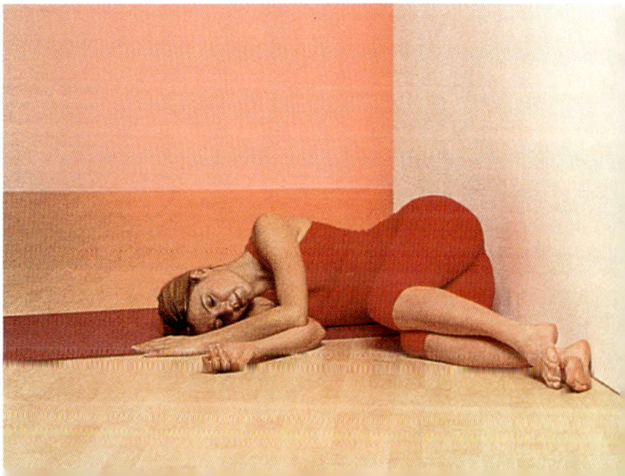

Voller Schulterstand

Wenn Ihnen der »Schulterstand gegen die Wand« leicht fällt, können Sie es mit der vollständigen Version versuchen. Konzentrieren Sie sich darauf, sich über die Wirbelsäule aufzurichten.

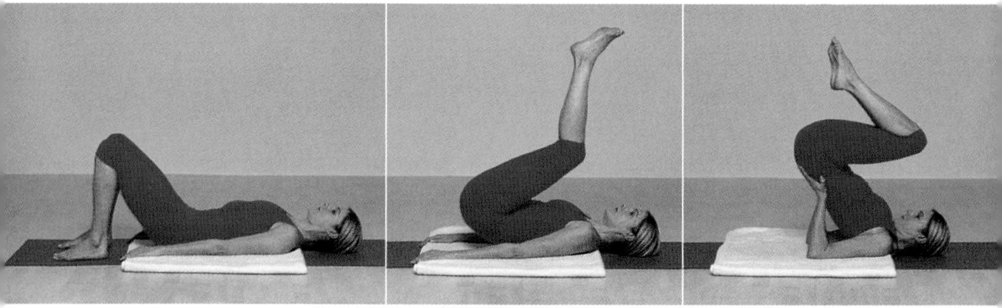

1 Mit angezogenen Beinen auf eine Decke legen. Kopf und Hals sollten nicht auf ihr liegen. Arme neben dem Körper mit den Handflächen nach unten.

2 Beim Einatmen die Knie über die Brust ziehen und die Beine nach oben schwingen, drücken Sie mit Händen und Unterarmen fest auf den Boden.

3 Beim Anheben des Körpers den Rücken mit den Händen unterstützen, sodass das Gewicht sich auf den Schultergürtel verlagert. Der Hals bleibt frei und locker.

VORSICHT

• Es gelten dieselben Vorsichtsmaßnahmen wie beim »Schulterstand gegen die Wand«. • Wenn Sie eine Decke benutzen: Achten Sie darauf, dass sie auf Schulterhöhe endet und dass Hals und Kopf nicht mehr auf ihr liegen.

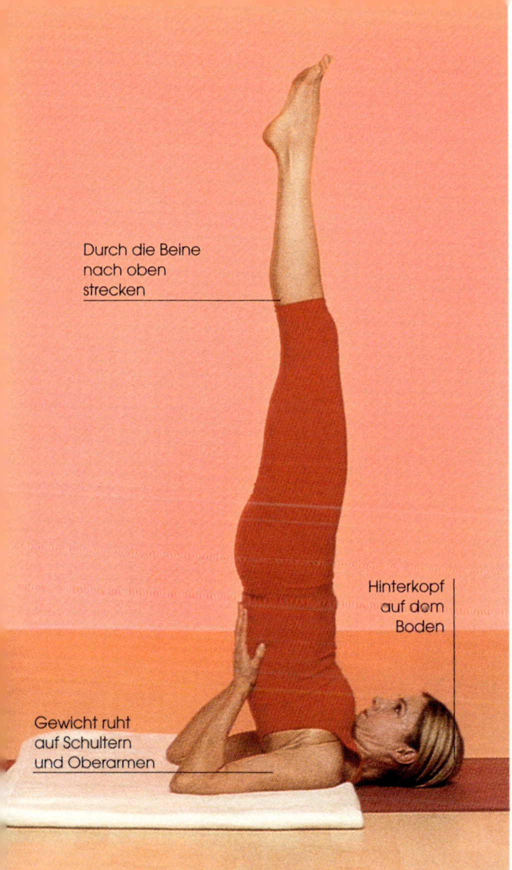
Durch die Beine
nach oben
strecken
Hinterkopf
auf dem
Boden
Gewicht ruht
auf Schultern
und Oberarmen

4 Die Oberarme und Ellbogen in den Boden pressen, die Hände Richtung Schultern rutschen lassen, um den Oberkörper aufzurichten. Die Beine langsam Richtung Decke strecken und die Ellbogen enger zusammennehmen. Einen Moment in dieser Haltung bleiben.

5 Beim Ausatmen Knie Richtung Kopf beugen und dann behutsam nach unten abrollen, den Rücken dabei mit den Händen stützen und eventuell Kopf und Schultern leicht vom Boden abheben.

6 Eine lockere Vorwärtsbeuge im Sitzen einnehmen oder einfach einige Atemzüge lang mit angezogenen Beinen auf dem Rücken liegen.

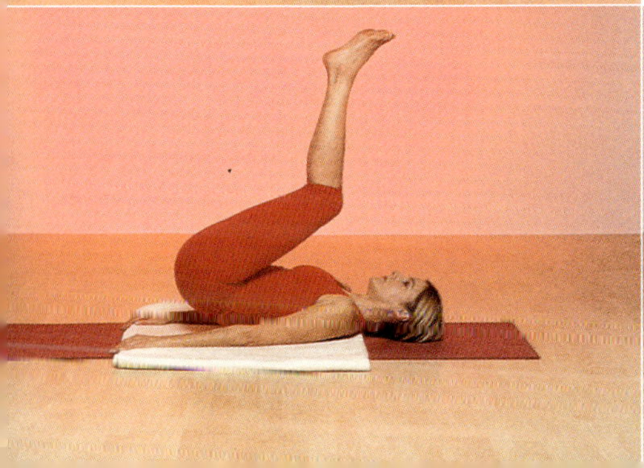

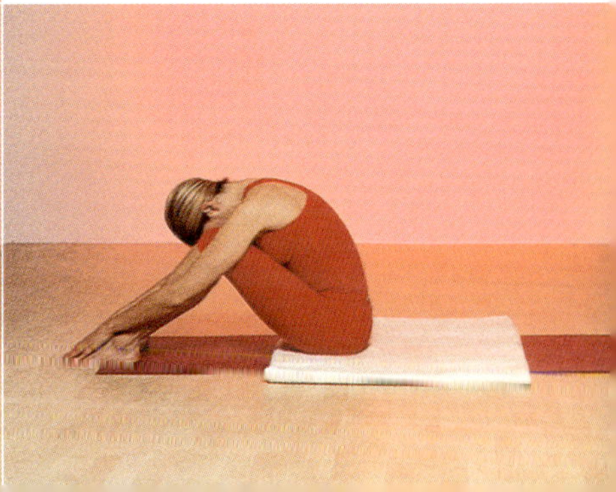

Pflug

Der Pflug verbindet die positiven Auswirkungen der Umkehrstellung mit einer Dehnung des oberen Rückens und der Beinsehnen. Bei Problemen im Nackenbereich sollten Sie die Übung nicht machen.

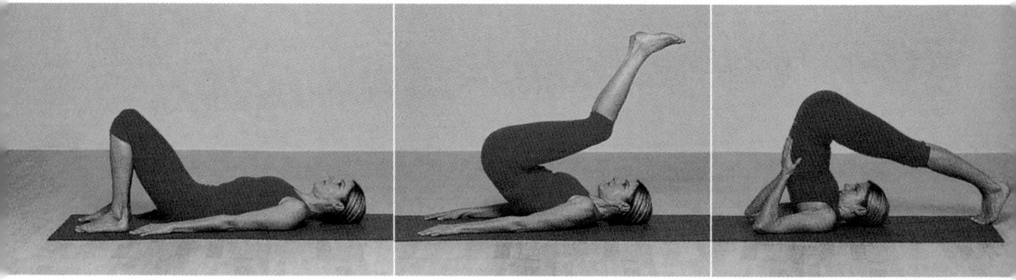

1 Legen Sie sich mit angezogenen Knien auf den Rücken, die Füße hüftbreit auseinander, die Arme mit den Handflächen nach unten neben dem Körper. Mehrmals atmen.

2 Beim Einatmen die Knie zur Brust ziehen und die Beine nach oben schwingen, Hände und Unterarme fest auf den Boden pressen.

3 Wie beim vollen »Schulterstand« (Seite 84) den Rücken mit den Händen stützen, dabei die Oberarme auf dem Boden lassen, das Gewicht auf den Schultergürtel verlagern; der Hals soll frei und locker bleiben. Die Beine strecken und die Füße hinter dem Kopf auf den Boden bringen.

4

Über die Wirbelsäule nach oben strecken und die Arme hinter dem Rücken auf dem Boden lang ausstrecken, die Finger verschränken. Einen Moment lang in dieser Haltung bleiben und gleichmäßig atmen. Die Beine wieder beugen, den Rücken stützen und wie beim »Schulterstand« langsam zurückrollen.

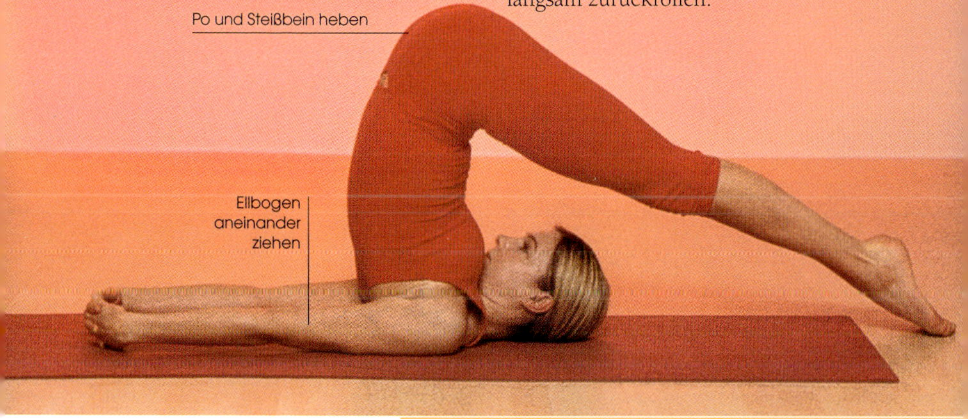

VORSICHT

- Bei Übergewicht, Bluthochdruck, Herzbeschwerden oder Netzhautablösung und während der Menstruation nur bis Schritt 3 üben; entspannen und gleichmäßig atmen.
- Bei Rückenproblemen die gebeugten Knie über einen Stuhl legen

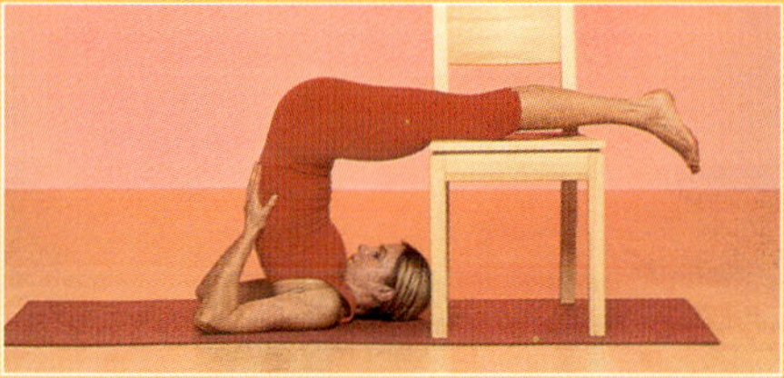

ALTERNATIVE

Wenn Sie die Füße nicht zum Boden bringen können, üben Sie mit einem Stuhl. Legen Sie die Oberschenkel auf die Sitzfläche und stützen Sie den Rücken mit den Händen

Einfacher Fisch

Diese Haltung bietet eine ausgezeichnete Gegenstreckung nach dem »vollen Schulterstand« (Seite 84): Sie dehnt die Vorderseite des Körpers, weitet den Brustkorb, streckt die Wirbelsäule und kräftigt die Oberarme.

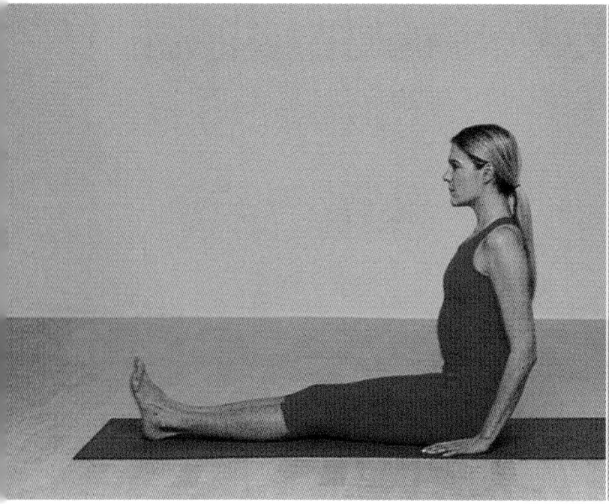

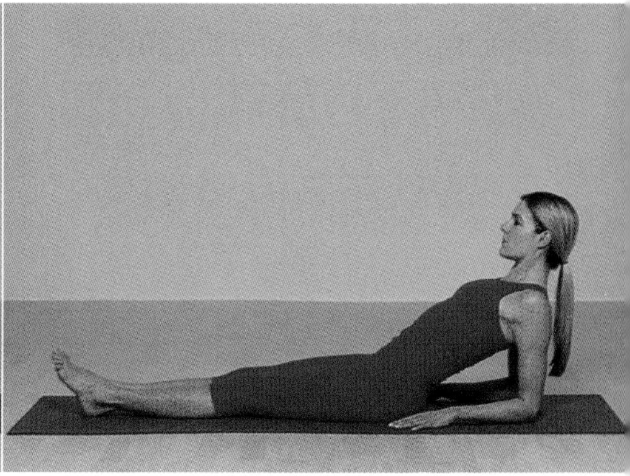

1 Setzen Sie sich aufrecht mit nach vorn gestreckten Beinen hin, die Füße nebeneinander, die Hände neben dem Körper. Geradeaus blicken. Die Hände nach unten drücken, um den Oberkörper zu dehnen.

2 Lehnen Sie sich zurück und stützen Sie sich auf die Unterarme. Die Ellbogen sind in einer Linie unter den Schultern, die Finger weisen in dieselbe Richtung wie die Füße. Geradeaus blicken.

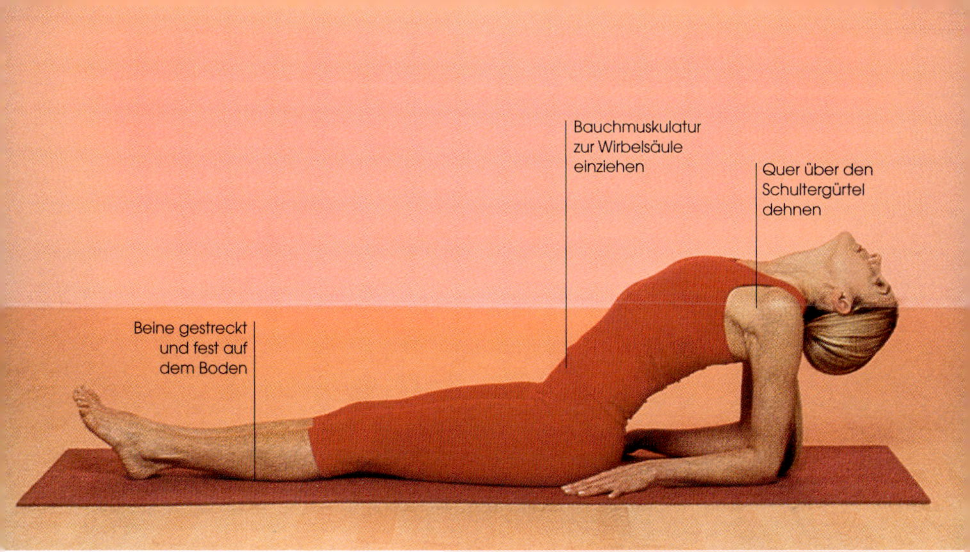

3 Die Zehen vom Körper wegstrecken. Einatmen, die Unterarme auf den Boden drücken, Brustkorb Richtung Decke wölben, den Kopf behutsam zurücknehmen, sodass der Blick zur Decke geht. Den Rücken sanft dehnen, tief in den Brustkorb atmen.

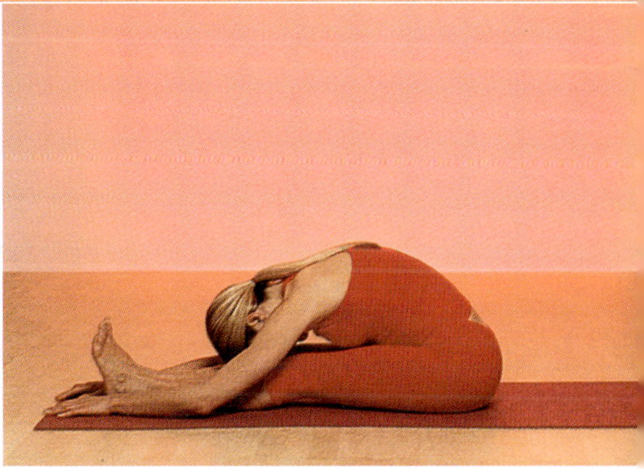

VORSICHT

- Bei Problemen im Nackenbereich den Kopf in einer Linie mit der Wirbelsäule halten.
- Bei Rückenbeschwerden den Rücken nicht zu stark wölben.

4 Um die Haltung zu lösen, den Kopf wieder nach vorn bringen, Hände aufstützen, dann Unterarme durchdrücken, Arme lang machen und Oberkörper aufrichten. Nach vorn beugen, die Stirn auf die Knie legen. Falls notwendig, die Knie beugen.

Vorwärtsbeuge
im Sitzen

Diese Haltung balanciert die Körperenergien aus, fördert die Flexibilität der Wirbelsäule und dehnt die Kniesehnen. Richten Sie Ihre Aufmerksamkeit nach innen, während Sie sich vorwärts beugen.

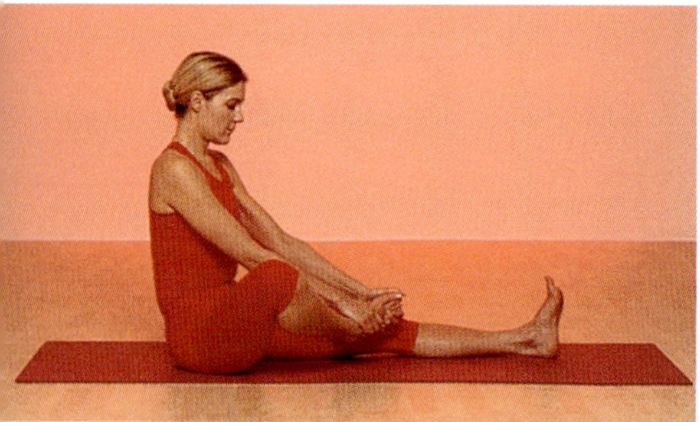

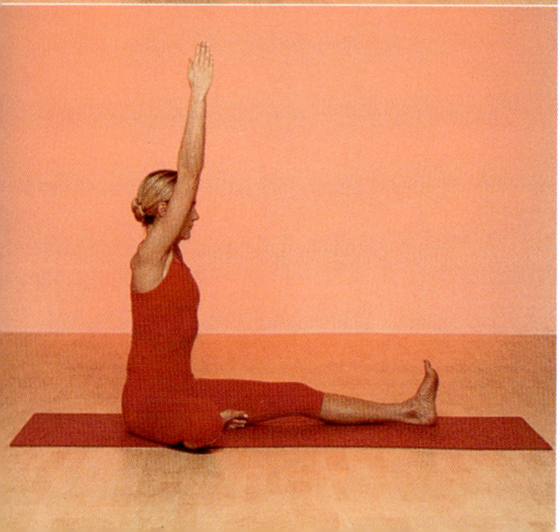

1 Sitzen Sie mit ausgestreckten Beinen und nach vorn gezogenen Füßen aufrecht. Die Hände neben der Hüfte in den Boden drücken und das Gewicht auf die Sitzknochen verlagern. Legen Sie dann die rechte Fußsohle gegen die Innenseite des linken Oberschenkels und ziehen sie möglichst weit nach oben.

2 Das rechte Knie auf den Boden sinken lassen, die rechte Hüfte nach vorn schieben und am linken Bein ausrichten. Wenn Ihr Knie weit vom Boden entfernt ist, stützen Sie es mit einem Kissen. Beim Einatmen die Arme nach oben heben. Geradeaus blicken.

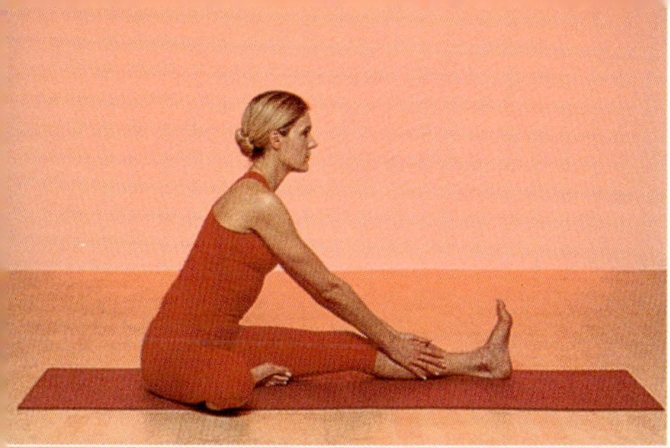

3 Beim Ausatmen aus der Hüfte heraus vorwärts beugen, den Rücken gerade lassen und weiterhin geradeaus blicken. Die Hände zum gestreckten Bein bringen. Einatmen, über die Wirbelsäule dehnen.

4 Beim Ausatmen erneut nach vorn beugen und, sofern möglich, die Hände um den linken Fuß legen. Den Körper mithilfe der Arme ein wenig näher zum Bein ziehen, dabei den Rücken gebeugt lassen. Entspannen und gleichmäßig atmen. Beim Einatmen langsam aufsetzen und auf der anderen Seite wiederholen.

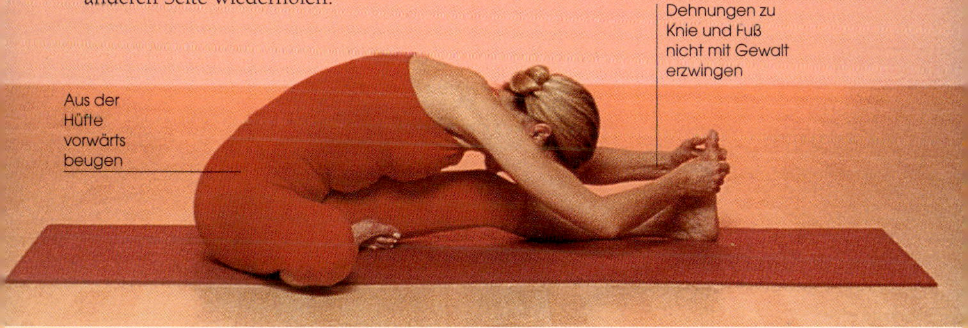
Dehnungen zu Knie und Fuß nicht mit Gewalt erzwingen
Aus der Hüfte vorwärts beugen

ALTERNATIVE

Bei verkürzten Kniesehnen, steifer Hüfte oder Leistenbruch können Sie eine gefaltete Decke oder Ähnliches als Unterlage für Po und Knie benutzen. Um den Rücken zu entlasten, verwenden Sie einen Gürtel, den Sie um den Fuß schlingen.

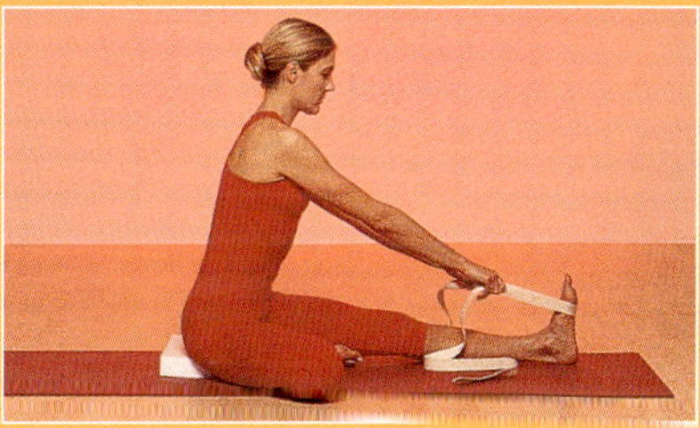

Schmetterling im Liegen

Diese Haltung hilft, Spannungen im Unterleib und im Beckenbereich abzubauen, und lindert Menstruationsbeschwerden. Durch die Bauchatmung (Seite 101) kann die wohltuende Wirkung noch verstärkt werden.

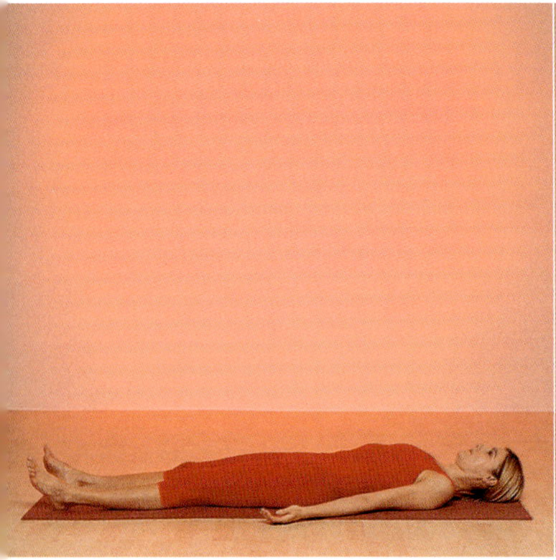

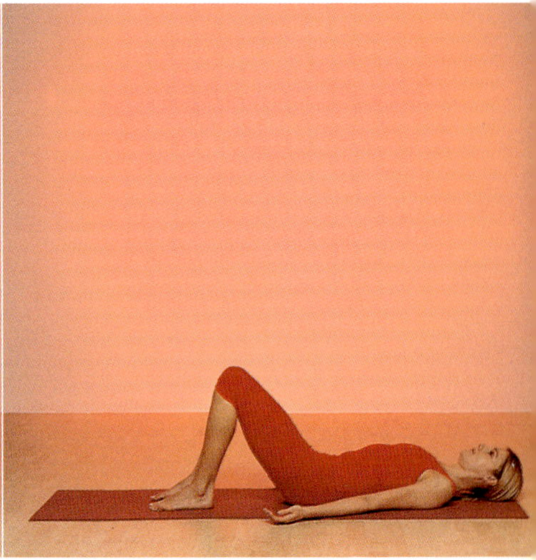

1 Liegen Sie mit ausgestreckten Beinen auf dem Rücken, die Arme mit den Handflächen nach oben neben dem Körper. Über den Nacken dehnen.

2 Die Knie anwinkeln und die Füße nah zum Po ziehen, den Hals aus den Schultern lang machen, den Brustkorb weiten.

3 Die Fußsohlen aneinander legen und die Knie nach außen drehen. Fußsohlen gegeinander pressen, um die Hüfte zu entlasten. Knie in Richtung Boden bewegen. Entspannen. In den Bauch atmen. Um die Übung zu beenden, Knie wieder zusammenbringen und Füße ausstrecken.

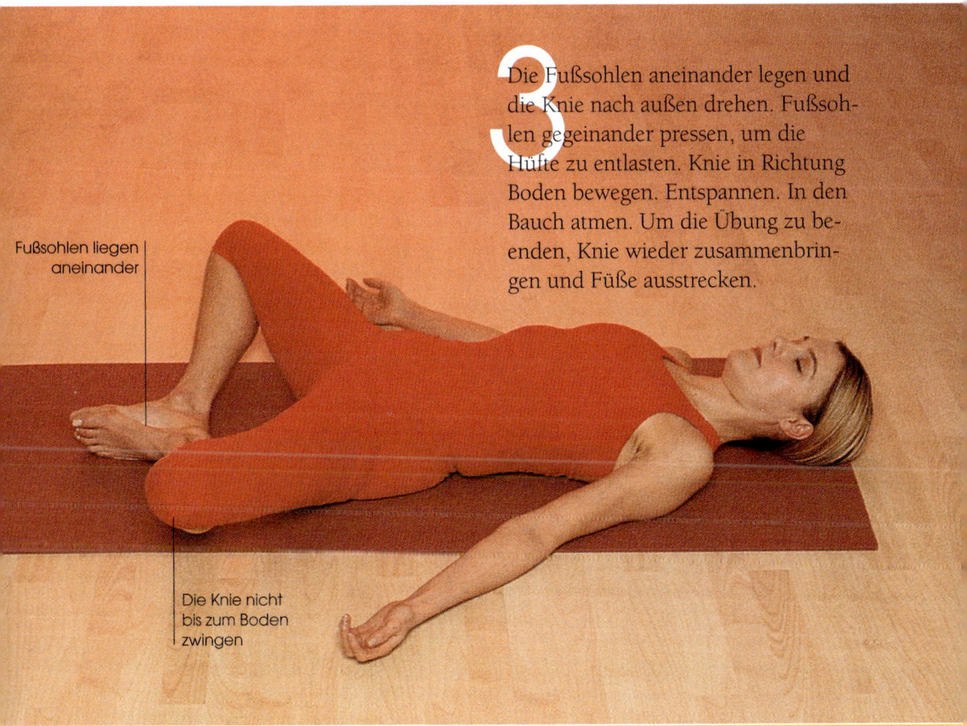
Fußsohlen liegen aneinander
Die Knie nicht bis zum Boden zwingen

ALTERNATIVE

Bringen Sie Ihre Knie nicht gewaltsam auf den Boden: Wenn die Sehnen zu kurz sind oder Sie unter Kreuzschmerzen leiden, stützen Sie die Beine mit Kissen oder gefalteten Decken. Um sich auf die Bauchatmung zu konzentrieren, legen Sie die Hände auf den Bauch.

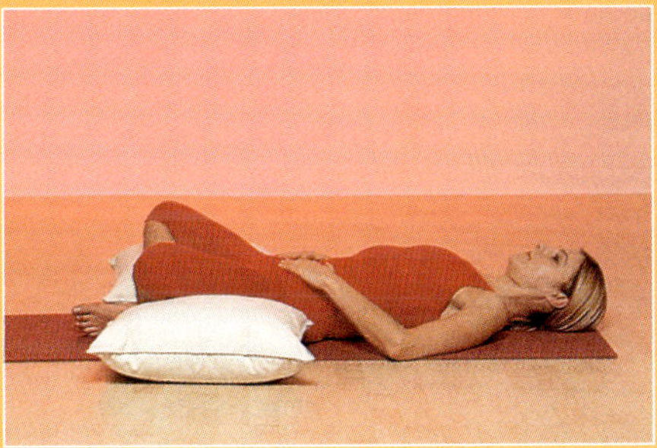

Dehnung
im Knien

Sie trägt dazu bei, die Körperenergien anzuregen und gleichmäßig zu verteilen. Besonders wohltuend nach einem anstrengenden Tag, denn sie erfrischt Geist und Körper und ermöglicht es so, den Abend zu genießen.

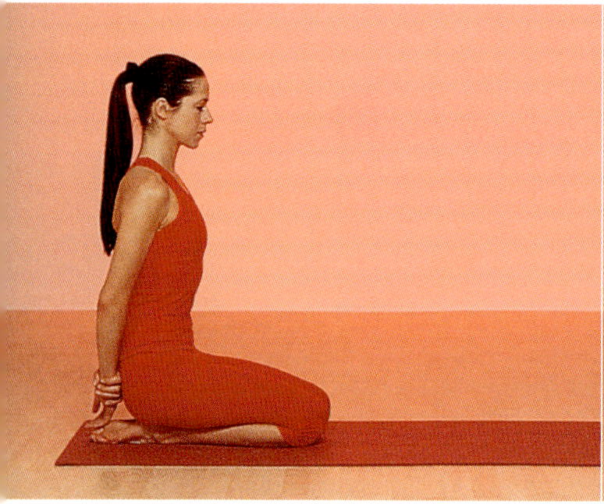

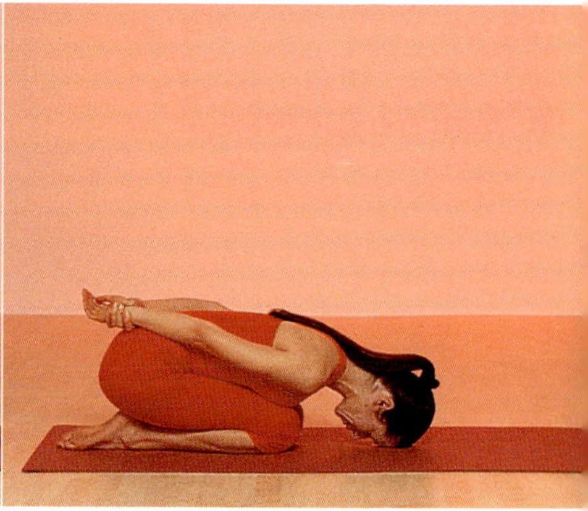

1 Sitzen Sie auf den Fersen und umfassen Sie das rechte Handgelenk hinter dem Körper mit der linken Hand. Die Wirbelsäule und den Nacken dehnen, geradeaus blicken. Atmen Sie mehrmals mit geschlossenen Augen und finden Sie Ihre Mitte. Einatmen.

2 Beim Ausatmen nach vorn beugen und den Oberkörper auf die Oberschenkel legen. Einatmen und wieder aufsetzen. Beim nächsten Ausatmen wieder nach vorn beugen.

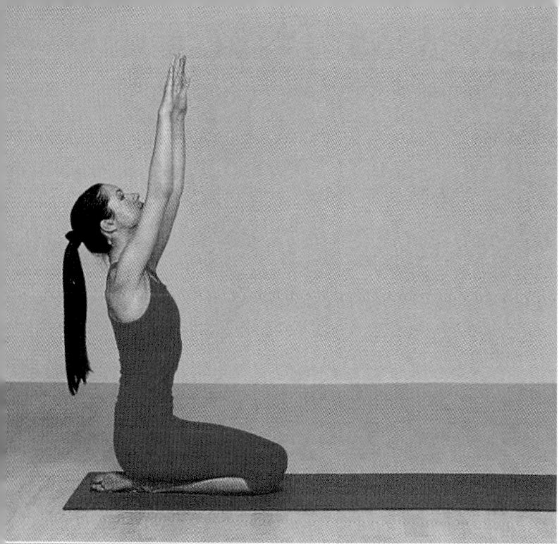

3 Einatmen, aufsetzen und dabei die Arme zu den Seiten nehmen und dann über den Kopf heben. Auf die Fingerspitzen blicken.

4 Die Arme oben lassen, beim Ausatmen nach vorn beugen und die Arme gestreckt auf dem Boden ablegen. Aus der Wirbelsäule heraus sanft dehnen.

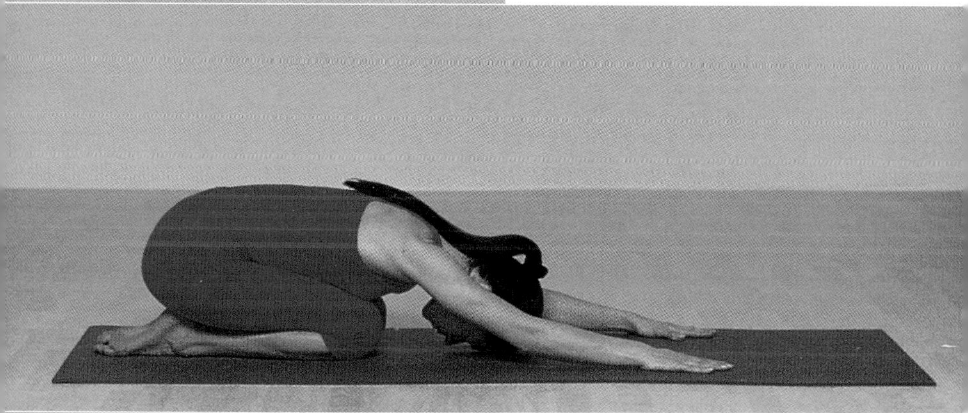

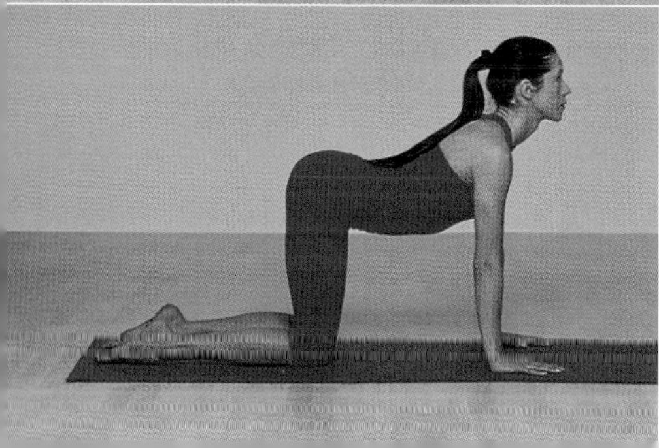

5 Beim Einatmen auf alle viere kommen. Knie hüftbreit auseinander, die Knöchel unter den Schultern. Ausatmen, wieder einatmen und dabei das Becken neigen und die Brust rausstrecken. Geradeaus nach vorn blicken. ▶

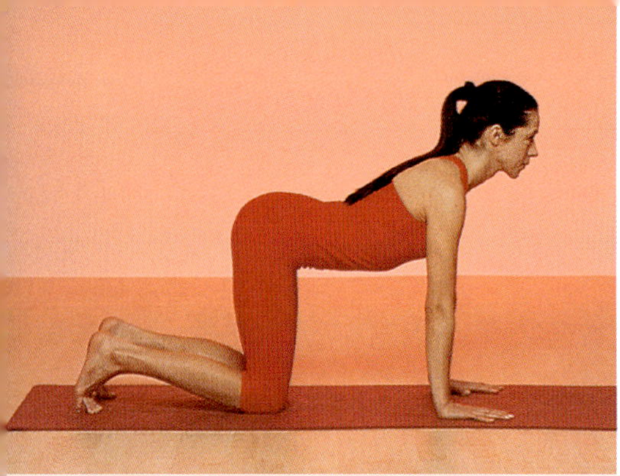

6 Ausatmen. Beim nächsten Einatmen die Zehen unter die Füße ziehen. Die Hände parallel zueinander, die Fingerspitzen weisen nach vorn. Weiterhin geradeaus blicken.

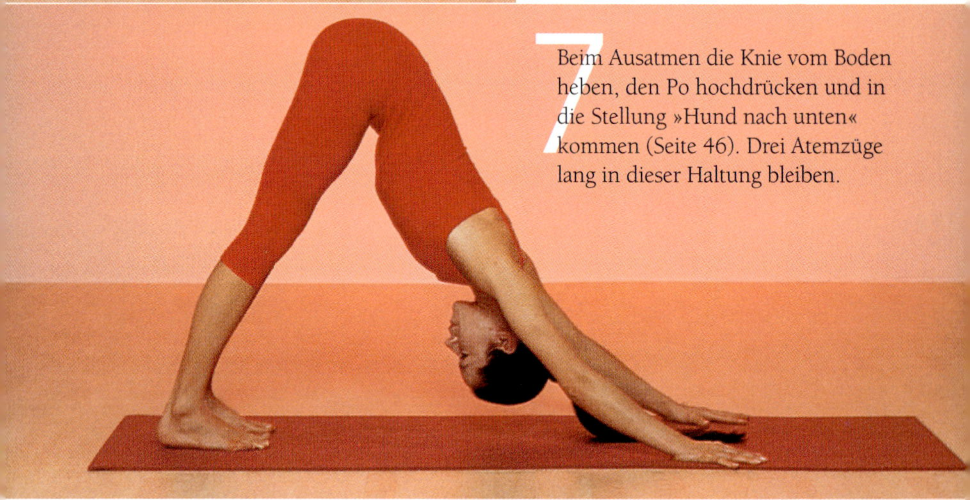

7 Beim Ausatmen die Knie vom Boden heben, den Po hochdrücken und in die Stellung »Hund nach unten« kommen (Seite 46). Drei Atemzüge lang in dieser Haltung bleiben.

8 Ausatmen und zurück auf alle viere stellen. Die Arme strecken und die Schultern locker lassen. Auf den Boden blicken. Einatmen und die Füße ablegen.

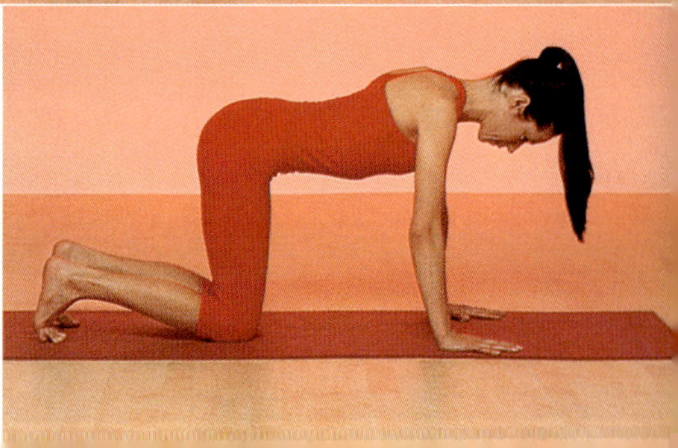

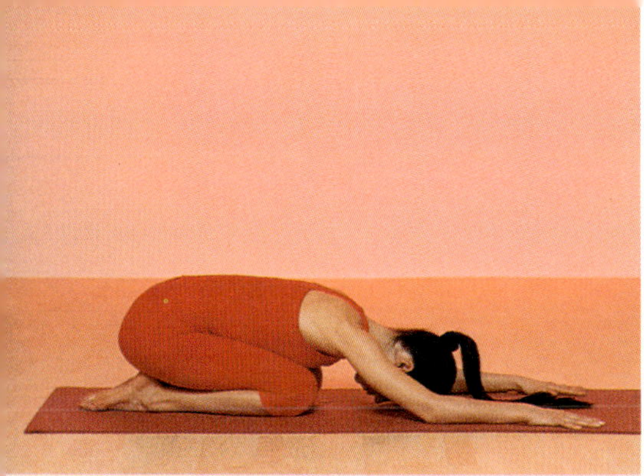

9

Die Hände ruhig halten und beim Ausatmen den Po wieder auf die Fersen bringen. Über die Wirbelsäule dehnen und die Unterarme locker lassen.

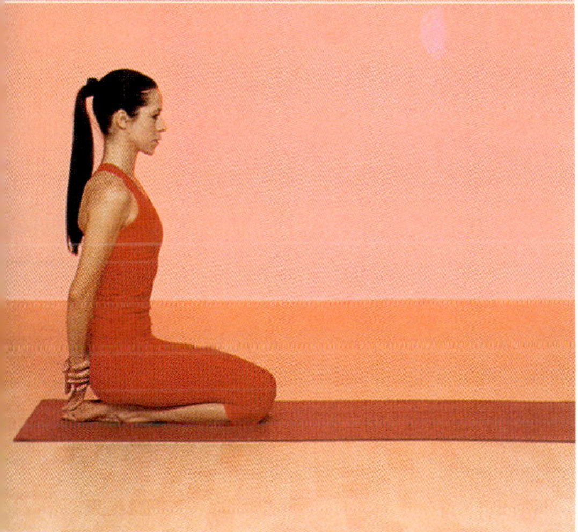

10

Beim Einatmen aufsetzen und den Rücken gerade halten. Die Arme hinter den Körper bringen und das rechte Handgelenk mit der linken Hand umfassen. Über die Wirbelsäule und die Vorderseite des Körpers dehnen, die Schultern breit machen.

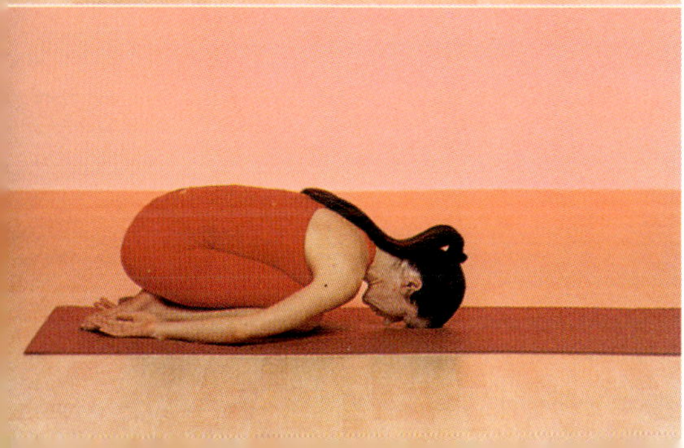

11

Beim Ausatmen nach vorn beugen und die Stirn auf den Boden legen. Die Arme neben dem Körper mit den Handflächen nach oben ablegen. In dieser Haltung ein bis zwei Minuten gleichmäßig atmen und entspannen. Wieder aufsetzen.

Drehung
im Sitzen

Diese Übung fördert die Flexibilität der Wirbelsäule, hilft, Verspannungen in Schultern und Nacken zu lockern, und dehnt die Atemmuskulatur. Schließen Sie die Augen und konzentrieren Sie sich auf Ihren Körper.

1 Setzen Sie sich aufrecht hin und strecken Sie die Füße nach vorn aus. Die Hände neben dem Körper in den Boden drücken. Verlagern Sie Ihr Gewicht nach vorne auf die Sitzknochen. Wenn Ihre Kniesehnen verkürzt sind, setzen Sie sich auf einen Hocker oder eine Unterlage.

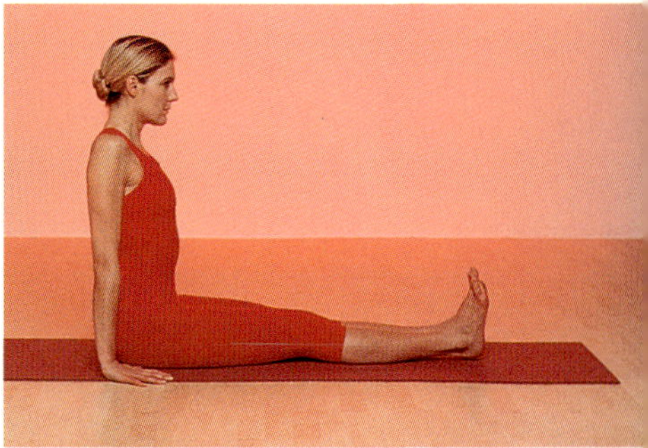

2 Das rechte Bein anziehen und den Fuß links neben das linke Knie stellen. Das Schienbein mit beiden Händen umfassen und Richtung Körper ziehen, um die Wirbelsäule und den vorderen Körper zu dehnen.

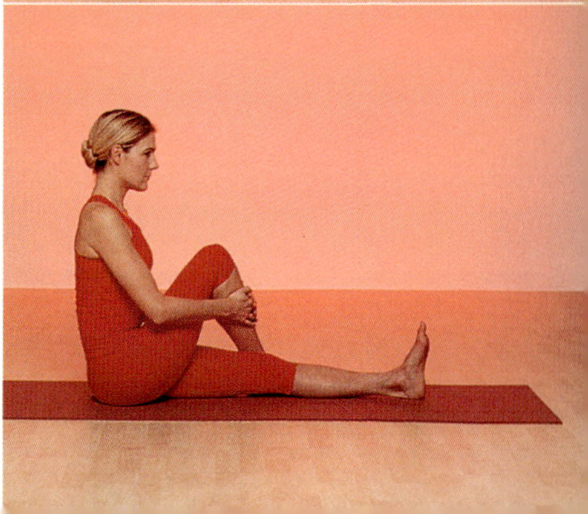

VORSICHT
Bei Rückenbeschwerden, Leistenbruch oder frischen Unterleibsoperationen nur vorsichtig drehen.

3 Die rechte Hand hinter dem Körper auf den Boden und den linken Unterarm auf den angewinkelten Oberschenkel legen. Nach vorn schauen, einatmen und die Vorderseite des Körpers dehnen.

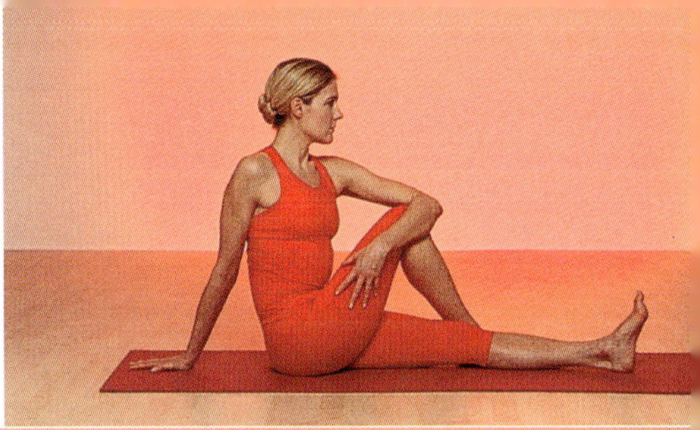

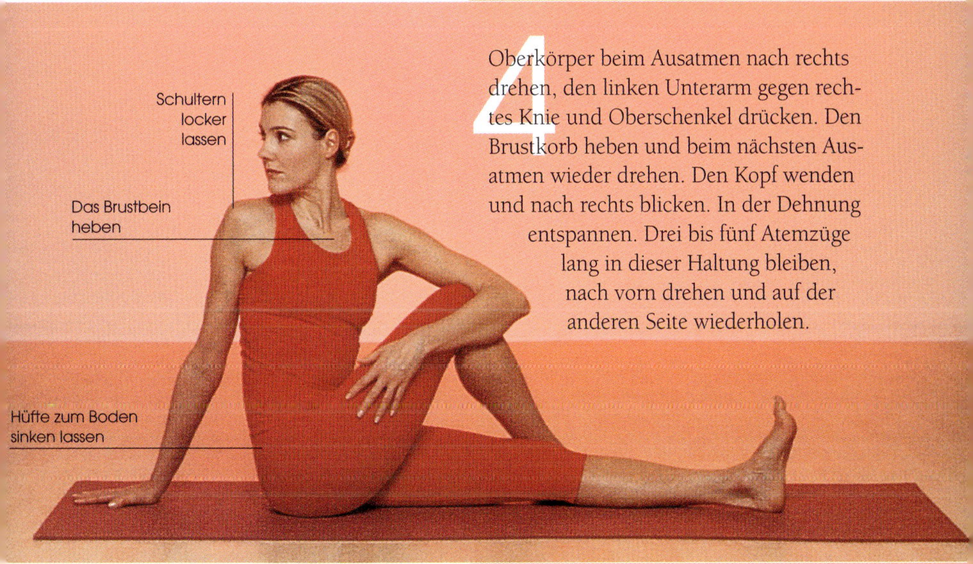
Schultern
locker
lassen
Das Brustbein
heben
Hüfte zum Boden
sinken lassen

4 Oberkörper beim Ausatmen nach rechts drehen, den linken Unterarm gegen rechtes Knie und Oberschenkel drücken. Den Brustkorb heben und beim nächsten Ausatmen wieder drehen. Den Kopf wenden und nach rechts blicken. In der Dehnung entspannen. Drei bis fünf Atemzüge lang in dieser Haltung bleiben, nach vorn drehen und auf der anderen Seite wiederholen.

5 Wenn Sie sehr gelenkig sind, können Sie die Rückseite des linken Arms über das rechte Knie hinaus nach unten rutschen lassen. Lassen Sie den Arm beim Ausatmen gerade und drücken Sie ihn gegen das Bein. Strecken Sie die Fingerspitzen Richtung Boden, wenn Sie sich drehen.

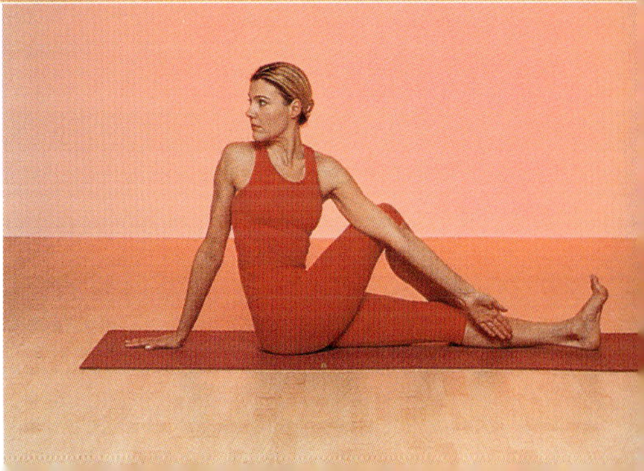

Atemübungen

Die folgenden Übungen helfen Ihnen, die Aufmerksamkeit auf den Atem zu richten. Sie können auch dazu eingesetzt werden, sich geistig auf die Meditation vorzubereiten (Seite 106).

Die Atemübungen, die auf den folgenden Seiten beschrieben werden, tragen dazu bei, Ihr Atembewusstsein zu entwickeln und zu verbessern. Sie beruhigen und klären den Geist. Normalerweise werden Sie im Anschluss an Yogaübungen oder Dehnungen durchgeführt, die den Körper lockern, damit Sie sich während der Atemübungen besser entspannen können.

Das »Schein-Einatmen« (Seite 102) und das »Forcierte Ausatmen« (Seite 104) werden am besten mit einem Lehrer geübt; bei Problemen sollten Sie sich auf jeden Fall Hilfe suchen.

Das hörbare Atmen

Das hörbare Atmen ist eine einfache Übung und trägt dazu bei, den Atem gleichmäßig und fließend werden zu lassen. Es beruhigt und hilft, locker zu lassen. Es kann für sich oder zwischen den Haltungen geübt werden, um konzentriert zu bleiben.

Zu Beginn der Übung atmen Sie durch den Mund. Schließen Sie den Rachen etwas und seufzen Sie leicht. Beim Einatmen lassen Sie ein »Ahhh« hören, beim Ausatmen ein »Haaa«.

Wenn Sie für dieses Atmen ein Gespür entwickelt haben, versuchen Sie, bei geschlossenem Mund dasselbe Geräusch mit dem Rachen hervorzurufen. Vielleicht hilft die Vorstellung, dass Sie durch ein Loch in der Vorderseite Ihrer Kehle atmen. Atmen Sie gleichmäßig und bleiben Sie mit Ihrer Aufmerksamkeit beim Atem. Das Atemgeräusch braucht nicht laut sein – nur Sie sollten es hören können.

Bauchatmung im Liegen

Diese Übung entspannt Körper und Geist und reduziert körperlichen Druck. Spüren Sie bewusst, wie gleichmäßig Ihr Atem fließt und wie ruhig und achtsam Sie sich nach der Übung fühlen.

1 Legen Sie sich mit angewinkelten Beinen auf den Rücken, die Füße hüftbreit auseinander, und finden Sie einen ruhigen, natürlichen Atemfluss. Auf das Heben und Senken des Unterleibs beim Ein- und Ausatmen achten. Auf das Ausatmen konzentrieren und es allmählich länger als das Einatmen werden lassen.

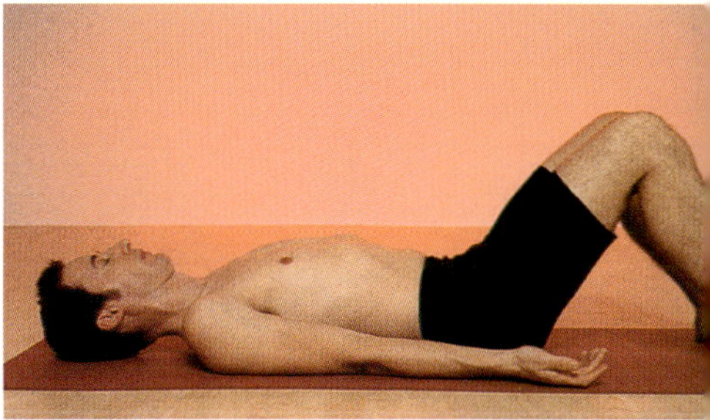

2 Beim Ausatmen den Bauch Richtung Wirbelsäule ziehen und dadurch das Ausatmen langsamer und tiefer werden lassen. Beim Einatmen entspannen und den Bauch nach außen wölben. Eine Weile in diesem Rhythmus bleiben.

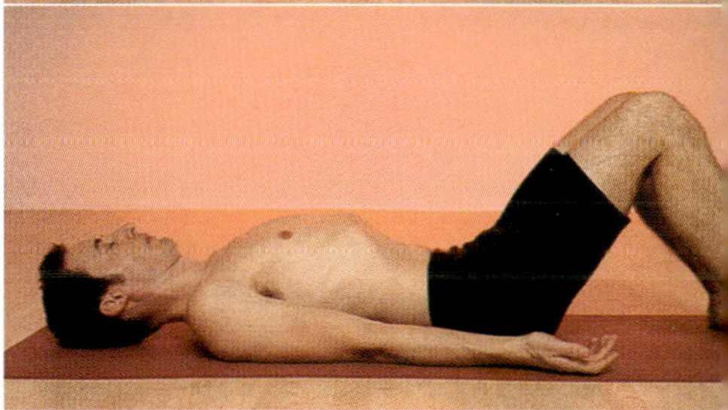

3 Das Ausatmen durch das Anziehen der Beckenbodenmuskulatur verstärken. Nun beim Einatmen den Bauch und den Beckenboden leicht angespannt lassen. Den Atem im Brustkorb spüren. Beim Ausatmen die Kontraktion verstärken. Nach einer Weile entspannen und den Atem wieder normal werden lassen.

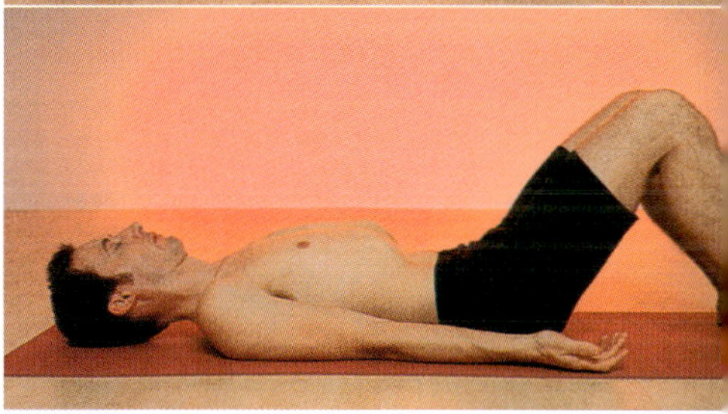

Das Schein-Einatmen

Diese Übung lenkt Ihre Aufmerksamkeit auf das Zwerchfell und erhöht dessen Flexibilität. Dazu gehören ein volles Ausatmen und Schließen der Kehle (als ob Sie den Atem anhalten würden) und die Ausdehnung der Rippen beim Einatmen – als ob Sie nur zum Schein einatmen würden.

Sie können bei dieser Übung auf dem Rücken liegen (s. rechts) oder aufrecht stehen (s. unten). Üben Sie dreimal, achten Sie auf die Anweisungen. Zwischen den Übungen atmen Sie 20 Sekunden lang normal. Wenn Sie die Übung beenden, spüren Sie die Qualität des Atems.

Wenn Ihr erstes normales Einatmen zu schnell geschieht, üben Sie die Schein-Einatmung ruhiger.

VORSICHT

- Bei Bluthochdruck, akuten Entzündungen oder Blutungen im Unterleib diese Übung meiden.
- Da diese Übung zu Spannungen im Unterleib führt, sollte sie nicht während der Menstruation durchgeführt werden.

ALTERNATIVE

Aufrecht hinstellen, die Füße hüftbreit auseinander, Knie leicht gebeugt. Einen Moment lang nach vorn lehnen und den Rücken ein wenig rund machen. Die Hände auf den Oberschenkeln ruhen lassen, die Ellbogen weisen leicht nach außen. Schritte 2 und 3 (rechte Seite) ausführen.

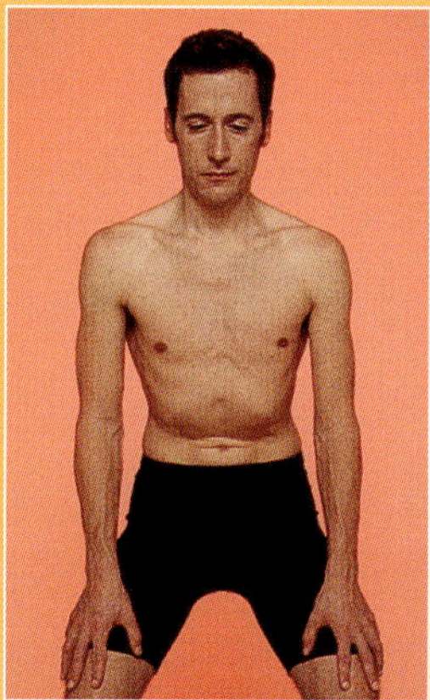

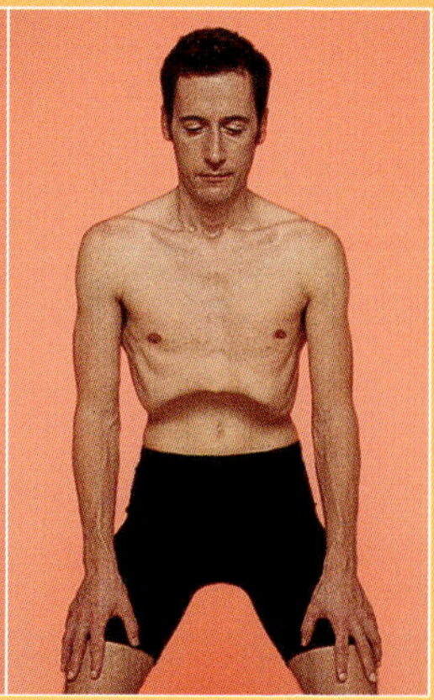

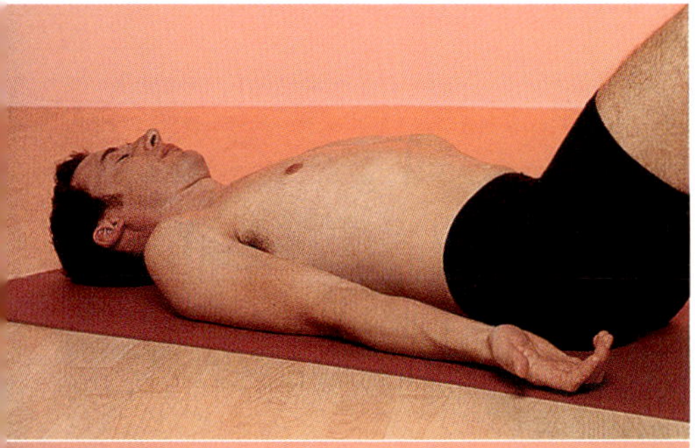

1 Liegen Sie mit angewinkelten Knien auf dem Boden, die Arme neben dem Körper, die Handflächen weisen nach oben. Lassen Sie Ihren Atem einen gleichmäßigen, fließenden Rhythmus finden.

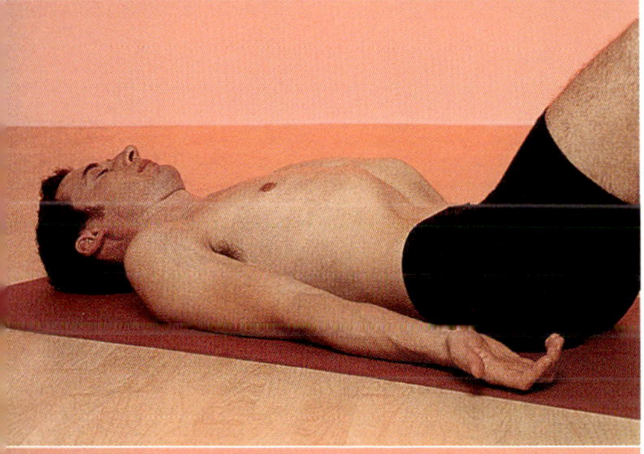

2 Atmen Sie tief ein, der Bauch wölbt sich nach außen. Dann vollständig ausatmen und dabei die Bauchmuskulatur Richtung Wirbelsäule ziehen.

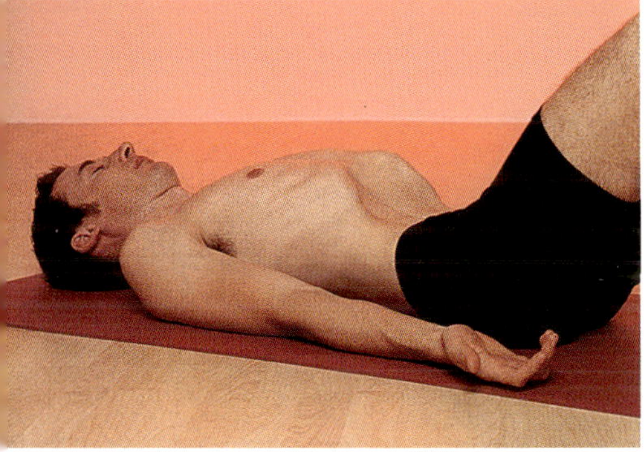

3 Bauch entspannen, das Kinn zum Hals ziehen, um die Kehle zu schließen, gleichzeitig den Brustkorb weiten und die Bauchmuskulatur unter die Rippen ziehen. So lange halten, bis Sie atmen müssen. Zum Einatmen zuerst die Rippen locker lassen, dann die Kehle öffnen und – beim Anspannen der Bauchmuskeln – den Atem langsam und kontrolliert einfließen lassen.

Forciertes Ausatmen

Zu dieser Übung gehören ein forciertes Ausatmen und ein passives Einatmen. Die Konzentration auf das Ausatmen trägt dazu bei, Spannungen im Geist loszulassen und das Nervensystem auszubalancieren.

Üben Sie dreimal und achten Sie auf die Anweisungen. Atmen Sie zwischen den Übungsrunden ungefähr 20 Sekunden lang normal. Verändern Sie die Anzahl der Atemzüge in den einzelnen Runden nicht. Setzen Sie mit dem Atmen am Ende der dritten Runde los, und legen Sie eine kleine Pause ein, bevor Sie wieder einatmen. Das erste normale Einatmen sollte ohne Eile geschehen. Sitzen Sie still, lassen Sie den Atem kommen und achten Sie auf das Fließende und Ruhige in Atem und Geist.

Behalten Sie während der Übung einen gleichmäßigen Rhythmus bei und üben Sie, falls notwendig, langsamer. Wenn Sie mit der Übung vertraut sind, können Sie die Anzahl der Atemzüge erhöhen.

EINE KERZE AUSBLASEN

Diese einführende Übung hilft, ein Gespür für die Funktion des »Forcierten Ausatmen« im Unterleib zu entwickeln. Rechte Hand auf den Bauch legen und linke Hand mit etwas Abstand vor den Mund halten. Stellen Sie sich vor, Sie hielten eine Kerze in der linken Hand. Atmen Sie halb ein und versuchen Sie, die Kerze auszublasen. Spüren Sie, wie der Unterleib sich zusammenzieht und von der Hand wegbewegt, um kurz darauf wieder zur Hand zurückzukehren.

Wiederholen Sie diese Übung einige Male, ehe Sie versuchen, den Mund dabei zu schließen und durch die Nase auszuatmen.

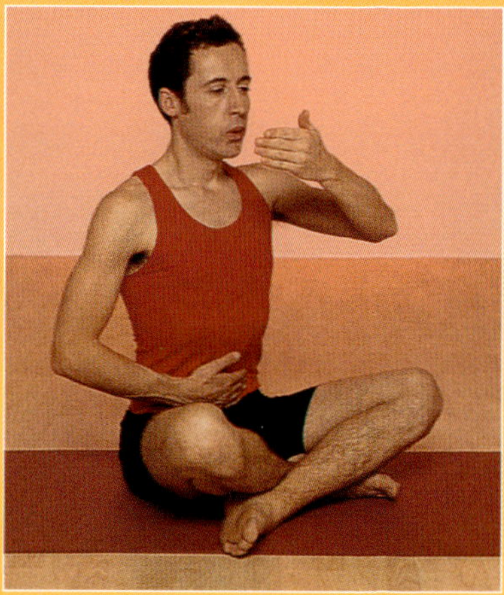

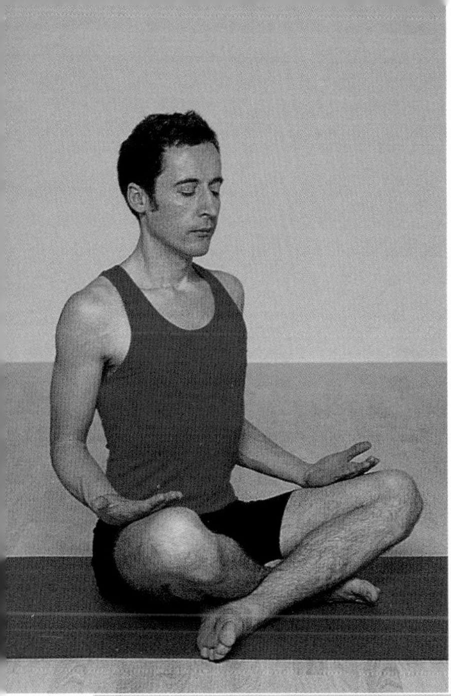

1 Mit gekreuzten Beinen sitzen, Kopf und Wirbelsäule gerade. Hände liegen auf den Oberschenkeln, Handflächen weisen nach oben, die Augen geschlossen. Ruhig atmen und das Ausatmen betonen.

2 Halb einatmen und dann scharf ausatmen, dabei den Unterleib einziehen. Den Unterleib wieder entspannen, sodass das Einatmen ohne Anstrengung und ganz von allein geschieht.

3 Die Übung bis zu zehnmal wiederholen. Das ist eine Runde. Dann 20 Sekunden lang normal atmen.

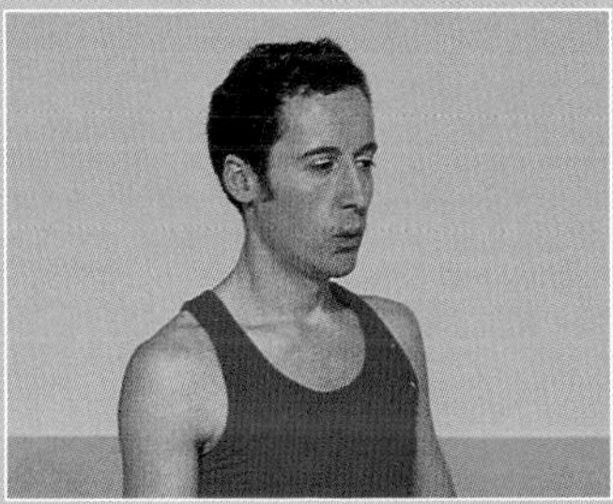

ALTERNATIVE

Aufrecht sitzen oder stehen. Tief einatmen. In kurzen Stößen durch den Mund ausatmen und zwischen jedem Stoß eine kleine Pause einlegen. Wenn die Lunge leer ist, den Mund schließen und vor dem nächsten Einatmen kurz warten. Dann langsam und fließend einatmen.

VORSICHT

- Wenn Ihnen während der Übung schwindlig wird oder Sie außer Atem geraten, legen Sie eine Pause ein und üben dann langsamer und ruhiger weiter.
- Wenn beide Nasenlöcher verstopft sind, Sie unter Bluthochdruck oder Epilepsie leiden oder während der Menstruation sollten Sie die Alternativübung durchführen.

Meditation

Zum Meditieren gehört, dass der Geist ruhig wird und Sie die vitale Energie spüren, die Ihr Sein ausmacht. Regelmäßiges Meditieren birgt große Heilkraft und hilft, die Körperenergien gleichmäßig fließen zu lassen.

Wir können nicht meditieren, wenn wir unsere Sinne, Gedanken und Gefühle ignorieren. Die Umwelt und unsere Sinne gehören dazu, aber wir können lernen, ihnen weniger Aufmerksamkeit zu schenken und sie allmählich auszublenden.

Nehmen Sie die Grundhaltung im Sitzen ein (Seite 19) und sorgen Sie dafür, dass Sie bequem sitzen. Kopf, Hals und Wirbelsäule sind aufgerichtet; Sie können auch, wenn Sie mögen und gelenkig sind, die Haltung einnehmen, die auf der Abbildung gezeigt wird. Bringen Sie Zeigefinger und Daumen als Mudra zusammen: Es symbolisiert die Verbindung zwischen individueller und universaler Energie. Achten Sie auf Ihre Umgebung. Schließen Sie die Augen, hören Sie auf die Geräusche und achten Sie auf Ihre Empfindungen wie z. B. den Luftzug auf Ihrer Haut. Richten Sie die Aufmerksamkeit auf Ihren Körper. Beim Ausatmen lassen Sie alle Anspannungen los – in Gesicht, Nacken, Schultern, Armen und Beinen. Spüren Sie Ihren Atem, der eine beständige Verbindung zwischen Ihnen und Ihrer Umwelt darstellt.

TIPPS

- Stellen Sie sicher, dass Sie mindestens 15 Minuten lang ungestört sind.
- Suchen Sie sich einen Ort (drinnen oder im Freien), der ruhig, sauber und warm ist.
- Wählen Sie eine Haltung, in der Sie einige Zeit bleiben können.

Spüren Sie, wie der Atem beim Ein- und Ausatmen durch die Nasenlöcher fließt. Spüren Sie das Einatmen, wie es in der Brust ankommt. Achten Sie darauf, wie sich das Ausatmen von der Brust durch die Kehle und die Nasenlöcher nach außen bewegt.

Werden Sie sich dann Ihres Kopfes bewusst, Ihrer Kehle, Ihres Halses. Achten Sie auf den rechten und linken Brustkorb. Richten Sie Ihre Aufmerksamkeit auf Ihre rechte Schulter, den rechten Arm, die rechte Hand, die linke Schulter, den linken Arm, die linke Hand, die rechte Hüfte, das rechte Bein, den rechten Fuß, die linke Hüfte, das linke Bein, den linken Fuß. Achten Sie auch auf den Nabel, die Wirbelsäule und das Becken.

Richten Sie Ihre Aufmerksamkeit auf Ihren Körper und den unbegrenzten Raum überhaupt. Begreifen Sie sich als Bewusstseinszentrum – ohne Trennung zwischen innen und außen. Achten Sie langsam wieder auf Ihren Atem, Ihren Körper, Ihre Umgebung.

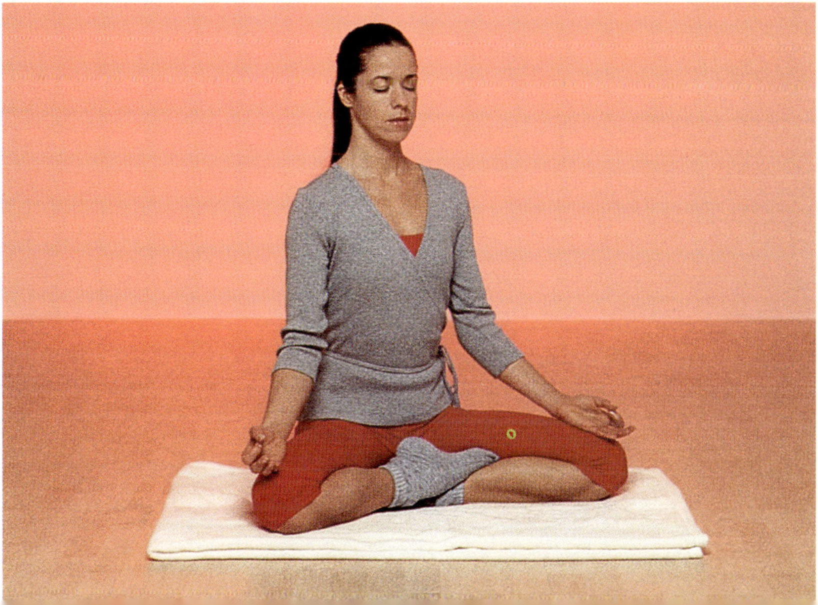

Entspannung

Bleiben Sie am Ende einer Yogasitzung eine Weile ruhig sitzen oder liegen. Diese Entspannungsübung dauert 15 bis 20 Minuten. Sorgen Sie dafür, dass der Raum warm genug ist.

Legen Sie sich mit angewinkelten Knien auf den Boden, die Arme etwas vom Körper entfernt. Richten Sie Ihre Aufmerksamkeit auf Ihren Körper. Heben Sie die Hüfte ein wenig und strecken Sie das Steißbein Richtung Fuß. Senken Sie die Hüfte und entspannen den unteren Rücken. Lassen Sie die Füße auf dem Boden hochrutschen und strecken Sie die Beine aus (wenn Sie keine Rückenbeschwerden haben).

Lassen Sie Beine und Füße etwas nach außen fallen. Ziehen Sie das Kinn ein wenig ein und lassen Sie es dann wieder locker, damit Sie mit der Mitte Ihres Hinterkopfs auf dem Boden liegen. Wenn Ihnen diese Haltung im Nacken unangenehm ist, verwenden Sie ein Kissen oder eine zusammengelegte Decke als Unterstützung.

Entspannen Sie nach und nach alle Körperteile. Beginnen Sie mit den Zehen und enden Sie mit dem Kopf. Richten Sie Ihre Aufmerksamkeit der Reihe nach auf alle Körperteile: Füße, Beine, Hüften, Hände, Arme, Schultern, Rumpf, Hals, Kopf. Schließen Sie Augen und Mund. Liegen Sie ruhig.

Gehen Sie nun mit Ihrer Aufmerksamkeit zum Atem und lassen Sie ihn einen gleichmäßigen, natürlichen Rhythmus finden – beobachten Sie die Bewegung des Ein- und Ausatmens im Körper. Wenn Sie einatmen, hebt sich der Unterleib leicht, und wenn Sie ausatmen, sinkt er wieder zurück. Lassen Sie das Ausatmen allmählich etwas länger werden als das Einatmen, und achten Sie darauf, dass sich der Körper beim Ausatmen jedes Mal ein wenig mehr entspannt, schwerer wird und etwas mehr in den Boden sinkt.

Zählen Sie bis 20 und dann wieder zurück. Eins ist ein Einatmen, zwei ein Ausatmen und so weiter. Wenn Sie auf dem Rückweg wieder bei zehn ankommen, zählen Sie nur noch das Ausatmen, bis Sie bei null angelangt sind. Wenn Sie von Geräuschen, Gedanken oder Gefühlen abgelenkt werden, konzentrieren Sie sich wieder auf den Atem.

Bei null angekommen, richten Sie Ihre Aufmerksamkeit vom Atem weg auf den Raum (s. oben) vor Ihren Augen, auf die Stille. Spüren Sie, wie ruhig der Atem fließt, wie ruhig der Geist ist. Was Sie hören und fühlen, findet in Ihrem Bewusstsein statt – Sie müssen auf nichts reagieren. Sie sind ganz in diesem Moment angekommen – und »sind« einfach. Genießen Sie das Gefühl des Friedens und der Ruhe.

Konzentrieren Sie sich wieder auf Ihren Körper, den Boden unter Ihnen und die Wände um Sie herum. Achten Sie auf die Geräusche. Bewegen Sie Finger und Zehen, Hände und Füße. Machen Sie noch ein bis zwei tiefe Atemzüge, um mehr Energie in Ihren Körper zu bringen, und strecken Sie dann mit einem langen Seufzer die Arme über dem Kopf aus. Drehen Sie sich auf die rechte Seite und bleiben Sie mit geschlossenen Augen einen Moment lang so liegen, bevor Sie sich aufsetzen und die Augen öffnen.

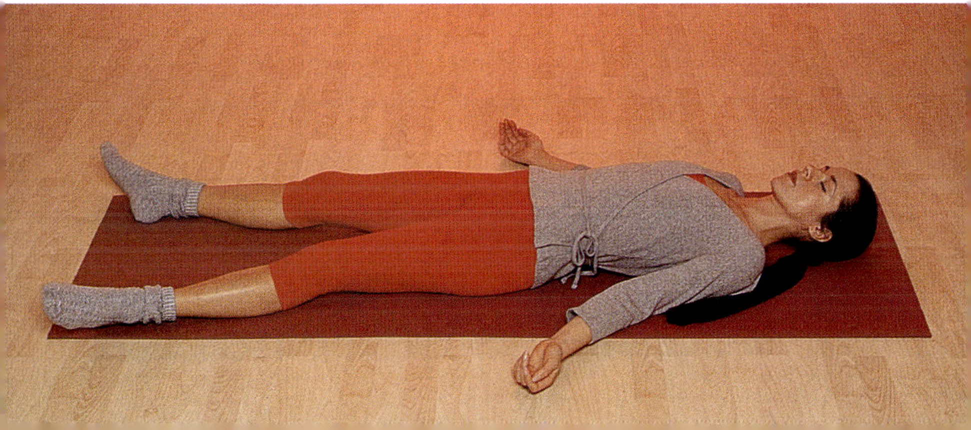

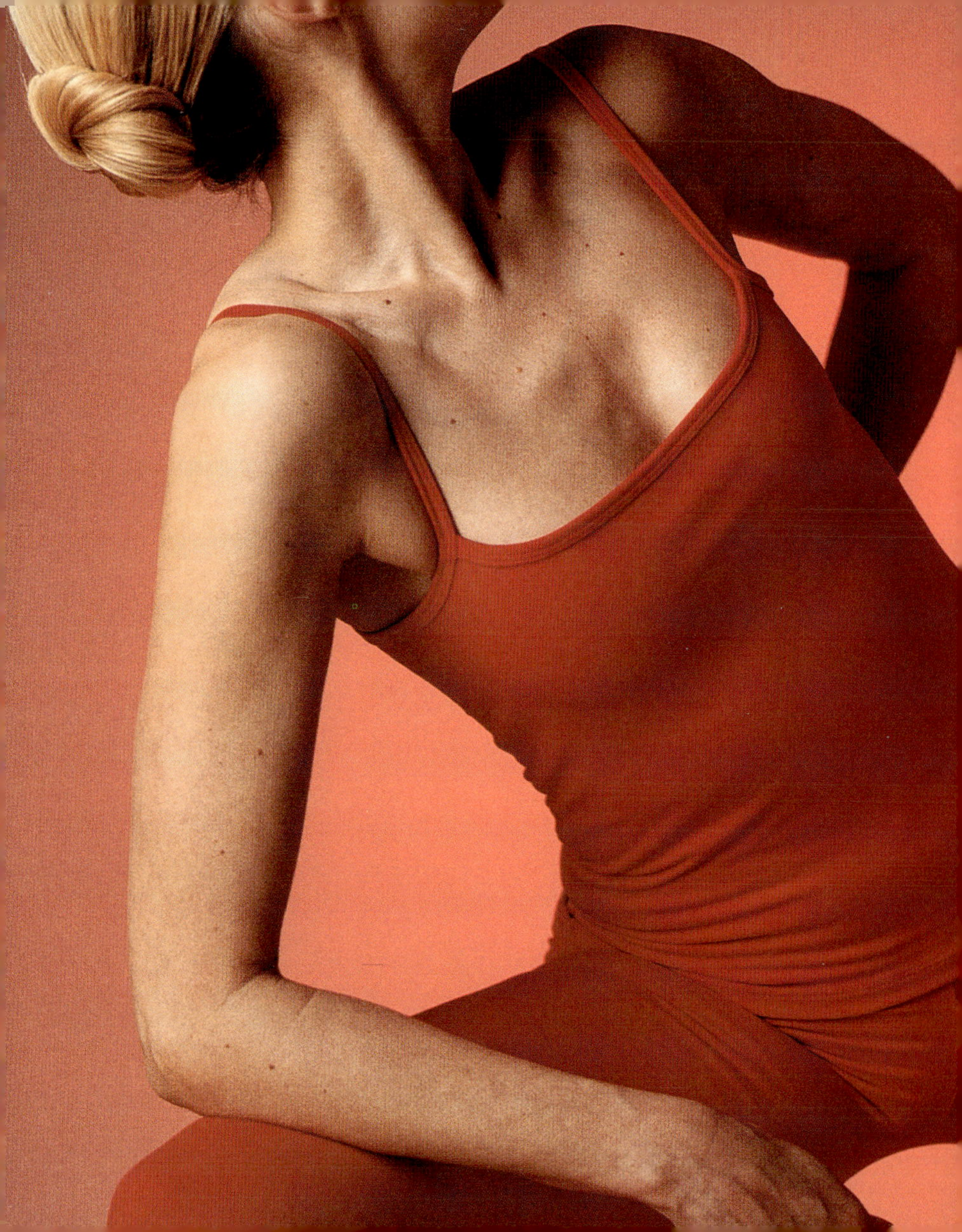

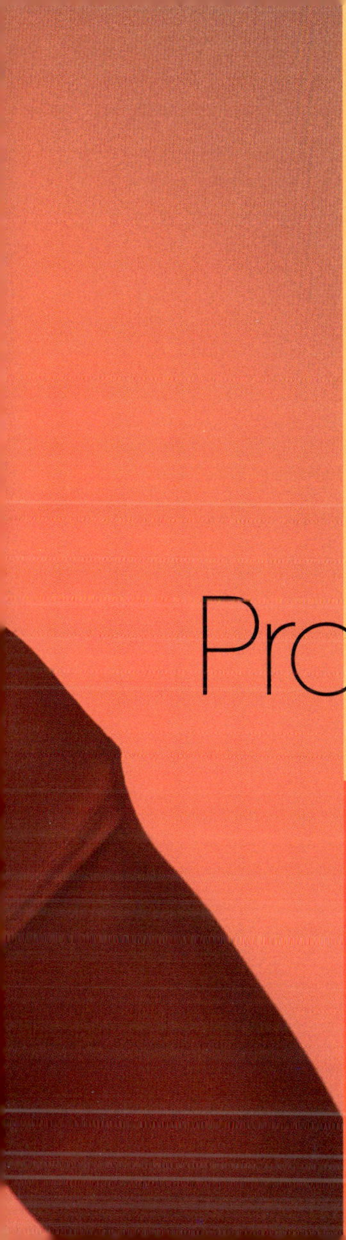

Teil **3**

Programme

Hier folgen sieben Programme für Zeiten, in denen schnelle Hilfe gefragt ist. Zentrieren Sie sich, bevor Sie mit den Übungen beginnen. Und sorgen Sie dafür, dass Sie auch hinterher genügend Zeit haben, damit der Körper die wohltuenden Wirkungen während einer Entspannungsübung aufnehmen kann.

1 Den Tag richtig beginnen

Bringen Sie sich vor dem Frühstück in Schwung – mit der »Atmung in drei Schritten im Sitzen« (Seite 25) oder dem »Schein-Einatmen« (Seite 102), einigen Atem- und Dehnübungen (Seite 26) und den folgenden Haltungen. Auch der »Sonnengruß« (Seite 52) verleiht Energie. Der frühe Morgen eignet sich zudem gut zum Meditieren (Seite 106).

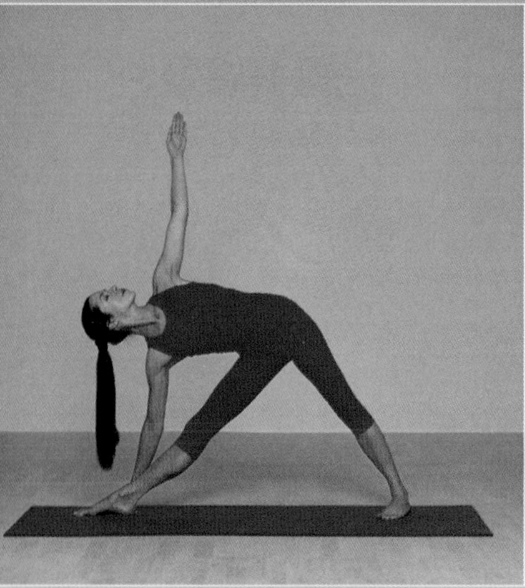

1 Dreieck (S. 58–59)

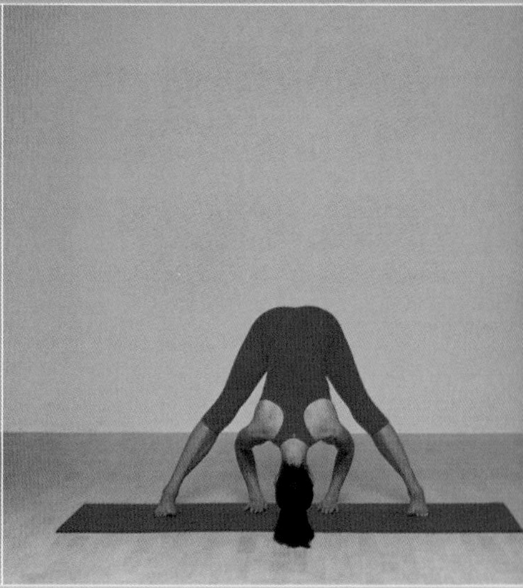

2 Vorwärtsbeuge mit gegr. Beinen (S. 66–67)

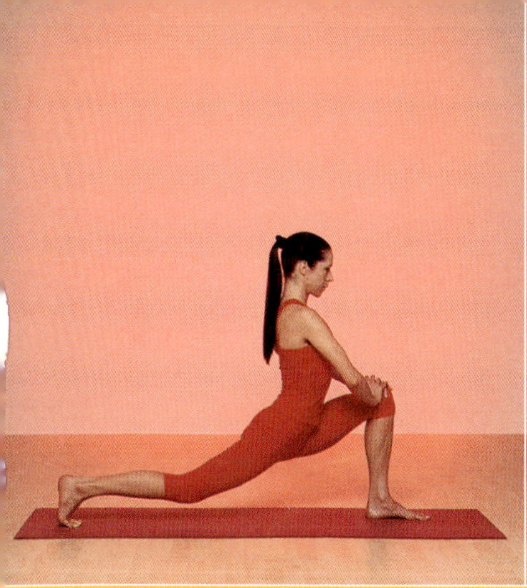

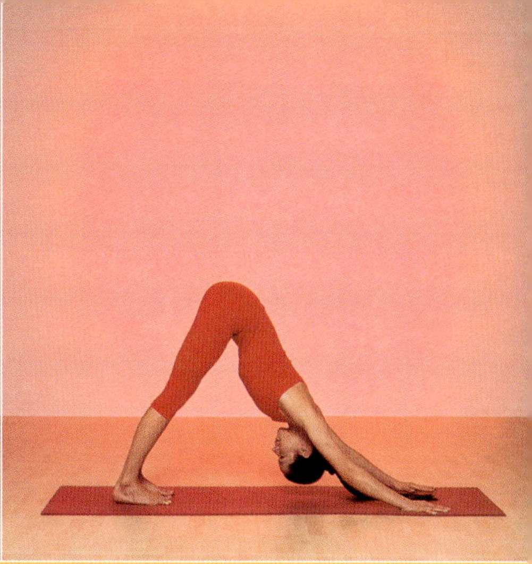

❸ Krieger mit Ausfallschritt (S. 42–45)

❹ Hund nach unten (S. 46–47)

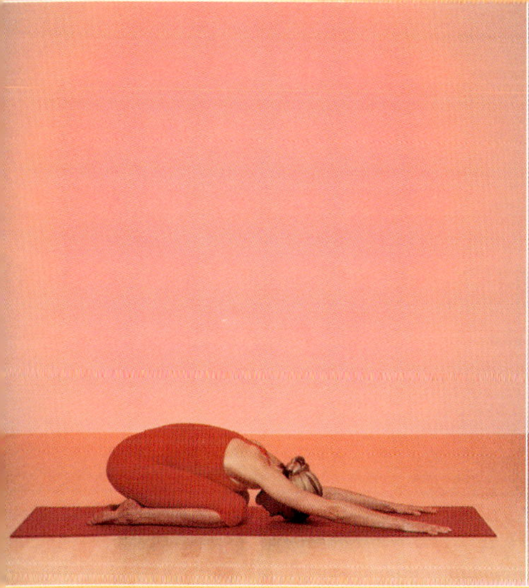

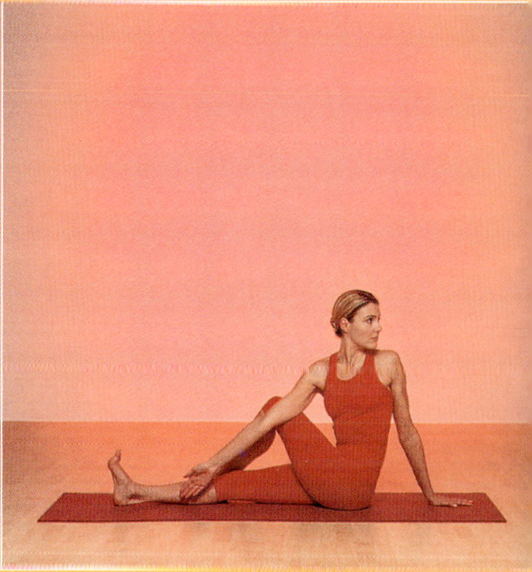

❺ Hase (S. 76–77)

❻ Drehung im Sitzen (S. 98–99)

2 Energie tanken am Vormittag

Versuchen Sie folgende Übungen an Ihrem Arbeitsplatz. Es gibt einige Atem- und Dehnübungen (Seite 26), die sich direkt am Schreibtisch ausführen lassen. Wenn Sie nur wenig Zeit haben, schenkt Ihnen das »Hörbare Atmen« (Seite 100) oder das »Forcierte Ausatmen« (Seite 104) rasch wieder Energie und geistige Klarheit.

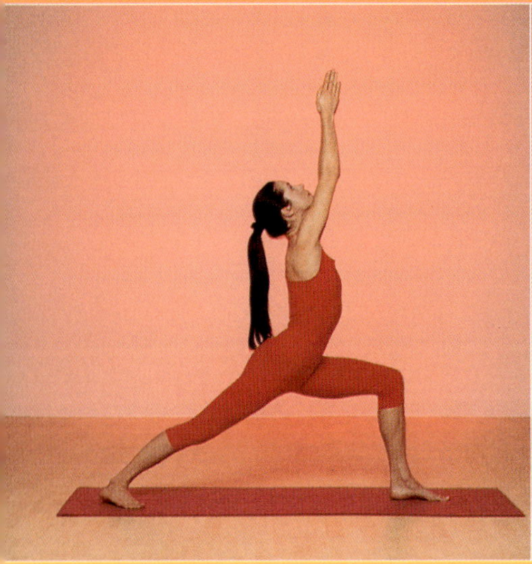

1 Krieger (S. 40–41)

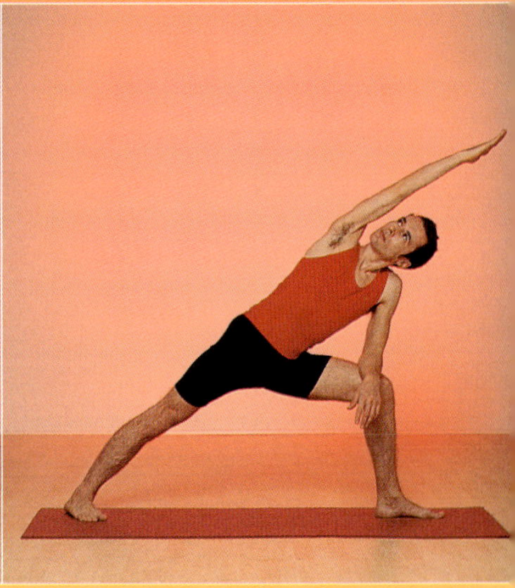

2 Seitwärtsbeuge mit gebeugtem Knie (S. 60–61

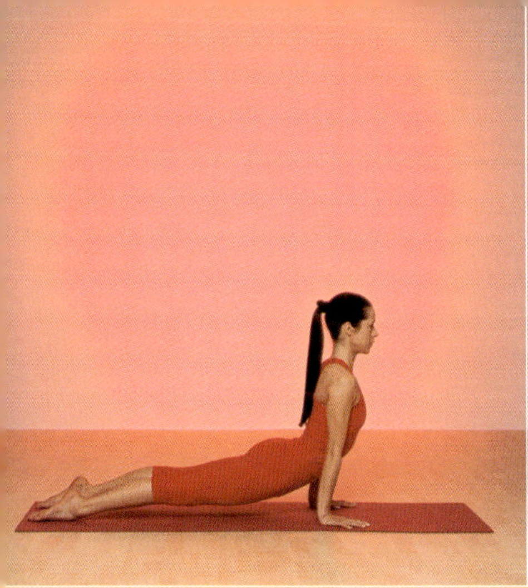

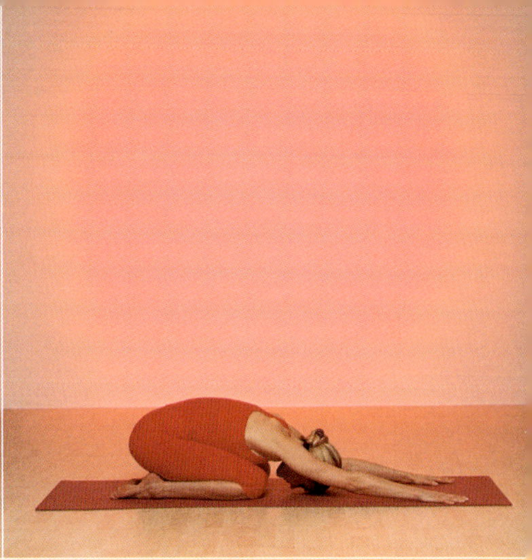

❸ **Hund nach oben** (S. 50–51)

❹ **Hase** (S. 76–77)

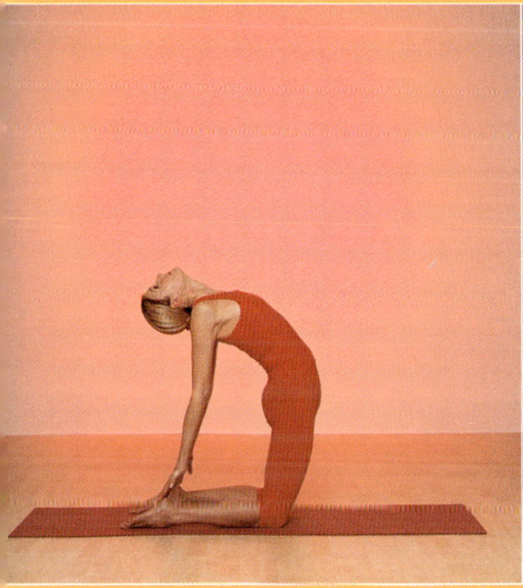

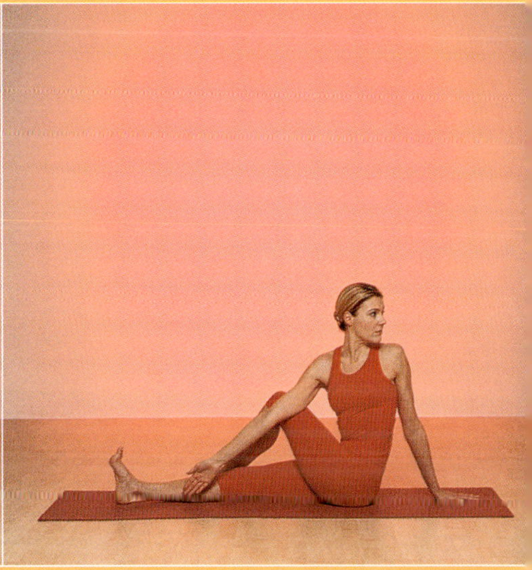

❺ **Kamel** (S. 78–79)

❻ **Drehung im Sitzen** (S. 98–99)

3 Energie tanken am Abend

Nach einem harten Tag können Sie Ihre Muskeln und Gelenke mit den folgenden Haltungen entspannen. Beginnen Sie mit einigen Atem- und Dehnübungen (Seite 26), üben Sie dann die »Bauchatmung« (Seite 101) in der Position »Schmetterling im Liegen« (Seite 92) und entspannen Sie. Der frühe Abend eignet sich auch zum Meditieren.

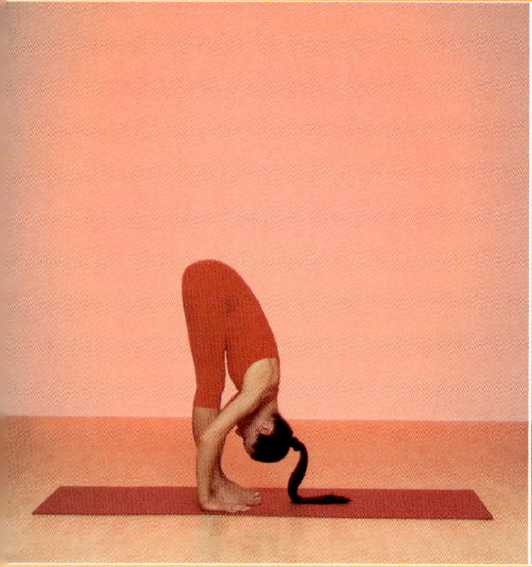

1 Vorwärtsbeuge (S. 38–39)

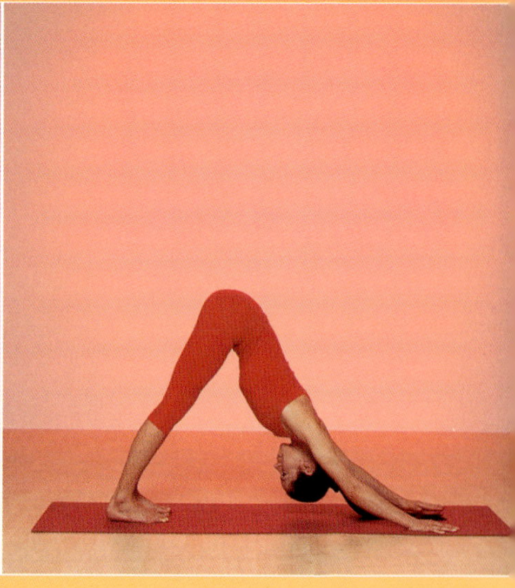

2 Hund nach unten (S. 46–47)

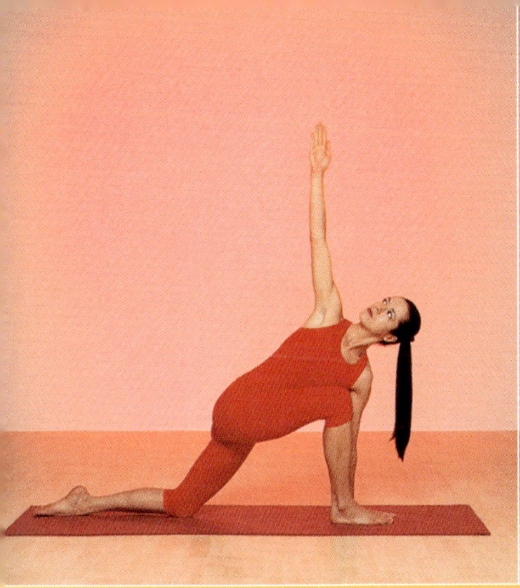

❸ **Drehung mit Ausfallschritt** (S. 64–65)

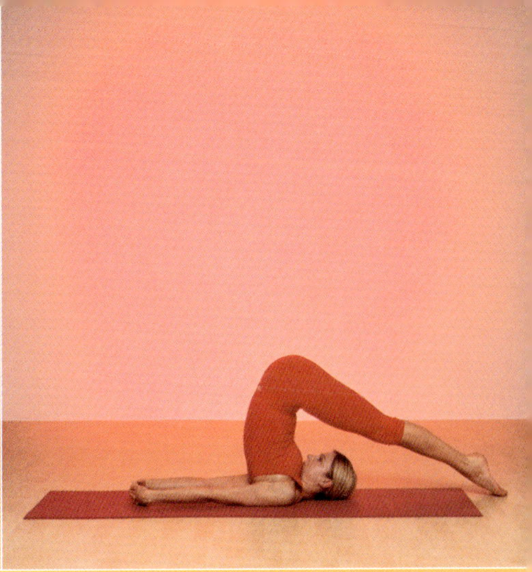

❹ **Pflug** (S. 86–87)

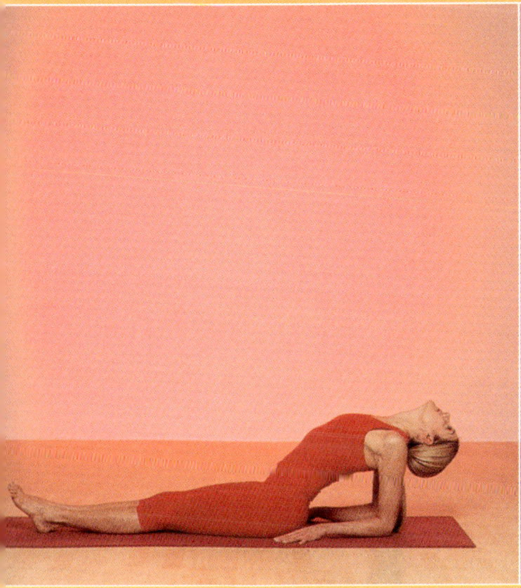

❺ **Einfacher Fisch** (S. 88–89)

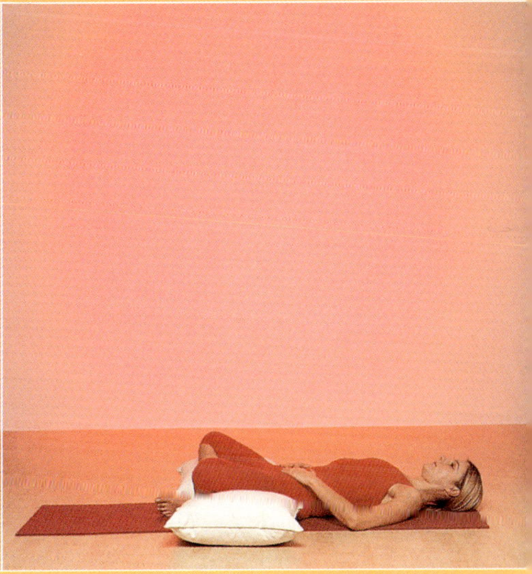

❻ **Schmetterling im Liegen** (S. 92–93)

4 Vorbereitung auf den nächsten Tag

Nun folgen Programme, die den Körper vor dem Schlafengehen dehnen. Beginnen Sie mit der »Bauchatmung« (Seite 101), entspannen und sprechen Sie sich vor: »Ich bin voller Energie« – legen Sie die Hände auf den Bauch, auf den Brustkorb und die Finger auf das Brustbein: »Ich bin bereit für das Leben« – und breiten die Arme zur Seite aus.

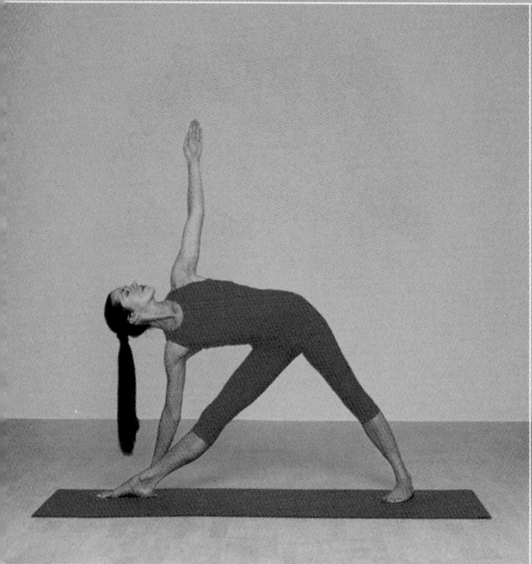

1 Dreieck (S. 58–59)

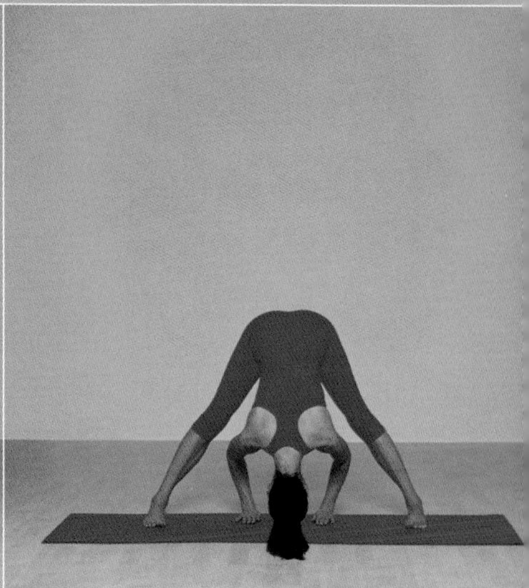

2 Vorwärtsbeuge mit gegrätschten Beinen (S. 66–67)

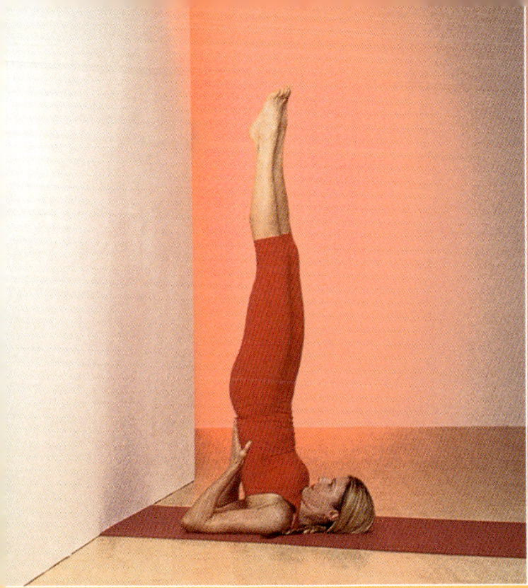

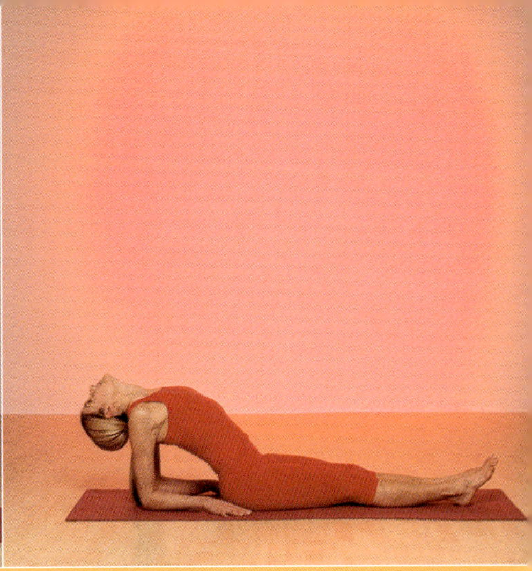

❸ **Schulterstand an der Wand** (S. 80–83)

❹ **Einfacher Fisch** (S. 88–89)

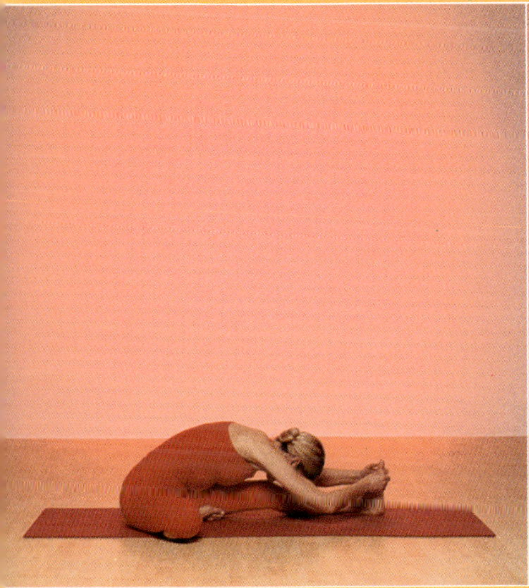

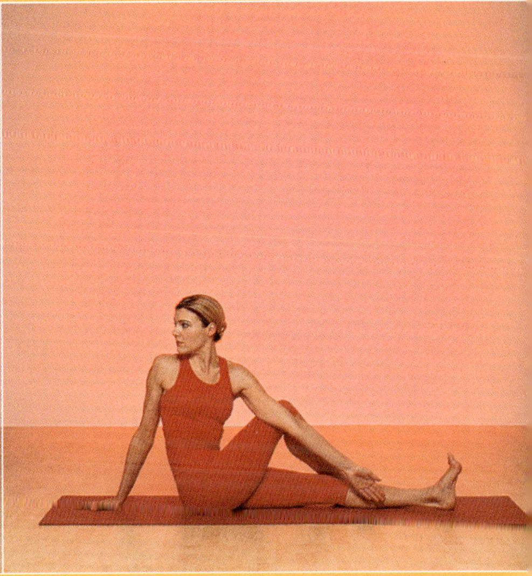

❺ **Vorwärtsbeuge im Sitzen** (S. 90–91)

❻ **Drehung im Sitzen** (S. 98–99)

5 In der Wochenmitte

Wenn Ihre Energie schon in der Mitte der Woche aufgebraucht ist, beginnen Sie mit der »Atmung in drei Schritten« (Seite 25) und einigen Atem- und Dehnübungen Ihrer Wahl (Seite 26), und machen Sie mit den unten gezeigten Haltungen weiter. Unterstützen Sie dieses Programm auch mit dem »Hörbaren Atmen« (Seite 100).

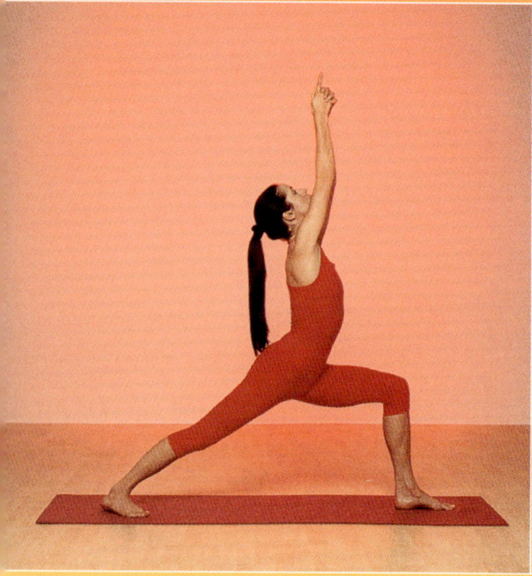

❶ **Krieger** (S. 40–41)

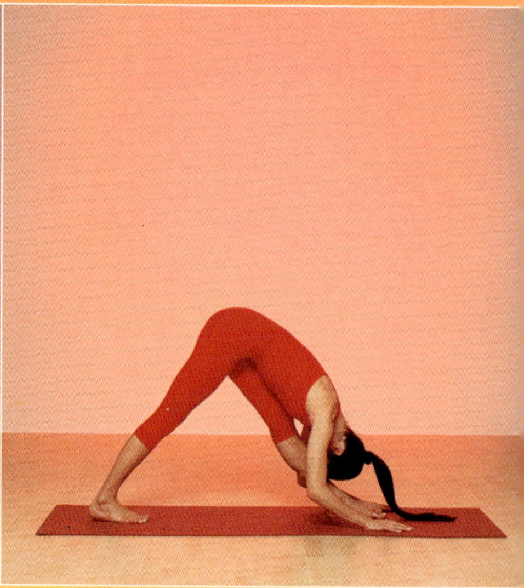

❷ **Läufer-Dehnung** (S. 62–63)

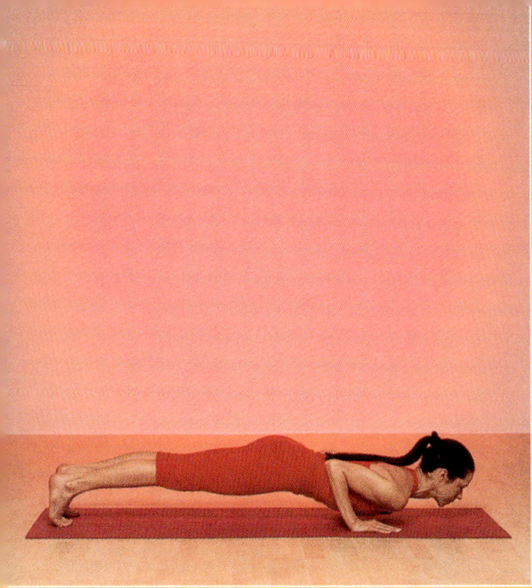

❸ **Krokodil** (S. 48–49)

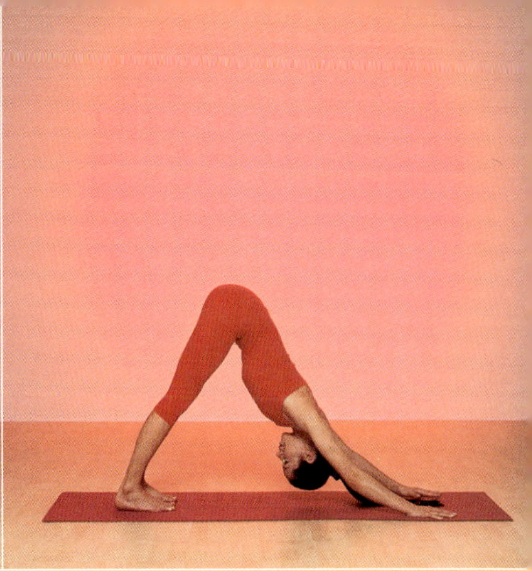

❹ **Hund nach unten** (S. 46–47)

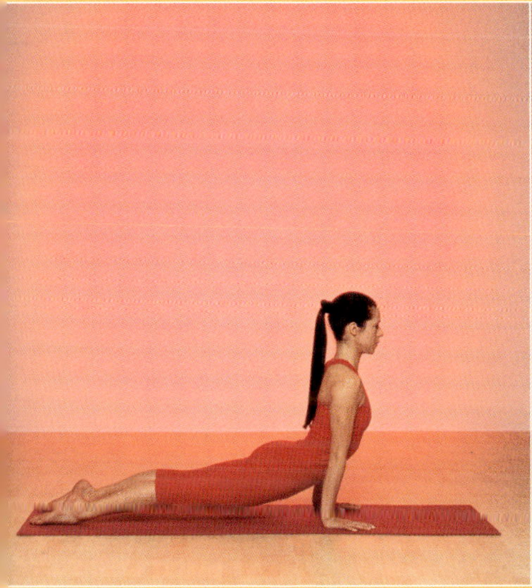

❺ **Hund nach oben** (S. 50–51)

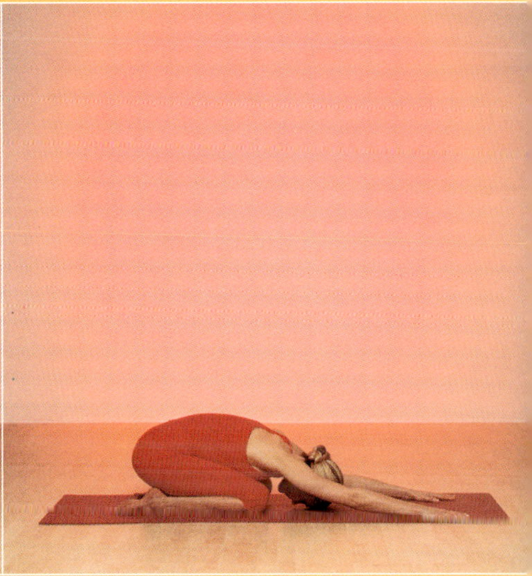

❻ **Hase** (S. 76–77)

6 Frischer Schwung am Wochenende

Das folgende Programm verleiht Ihnen Power für das ganze Wochenende. Kombinieren Sie die Haltungen mit Atem- und Dehnübungen (Seite 26), dem »Sonnengruß« (Seite 52) und der Übungsfolge »Dehnung im Knien« (Seite 94). Wenn Sie genügend Zeit haben, fügen Sie einige Atem- und Entspannungsübungen (Seite 100 und 108) hinzu.

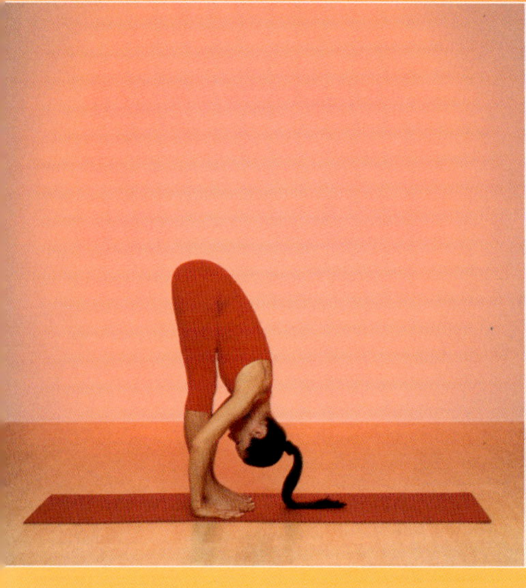

1 **Vorwärtsbeuge** (S. 38–39)

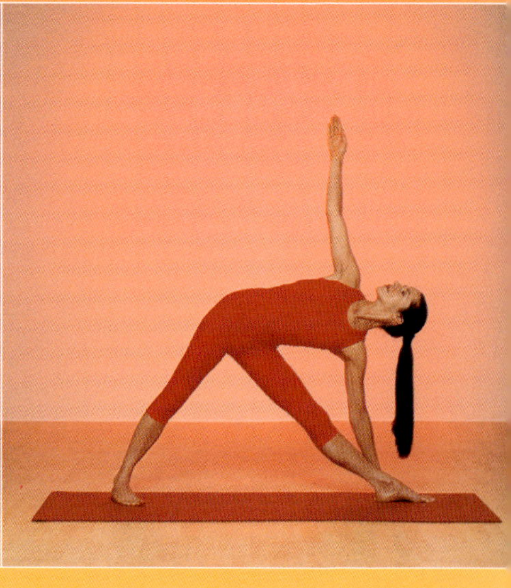

2 **Dreieck** (S. 58–59)

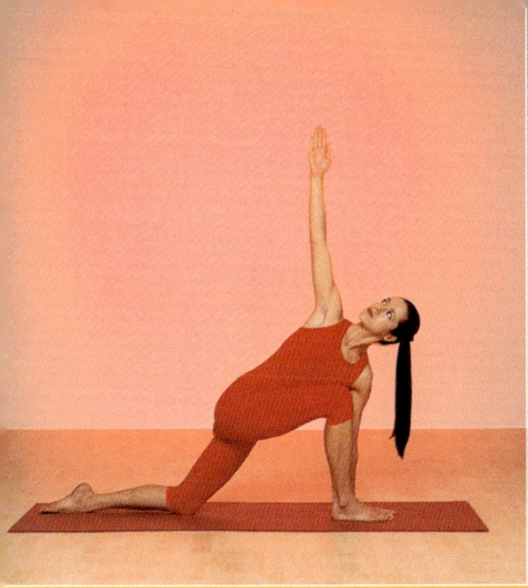

❸ Drehung mit Ausfallschritt (S. 64–65)

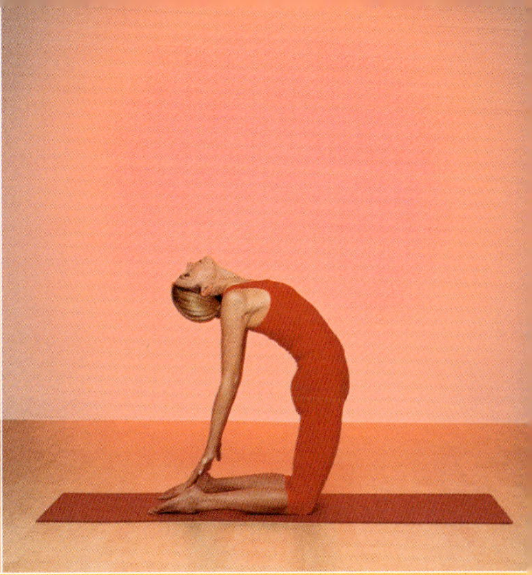

❹ Kamel (S. 78–79)

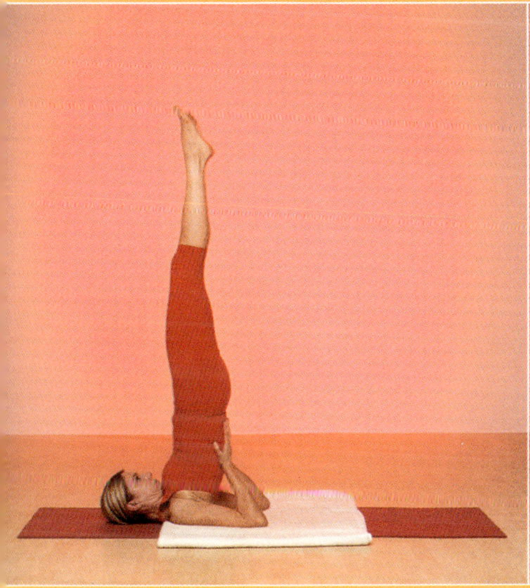

❺ Voller Schulterstand (S. 84–85)

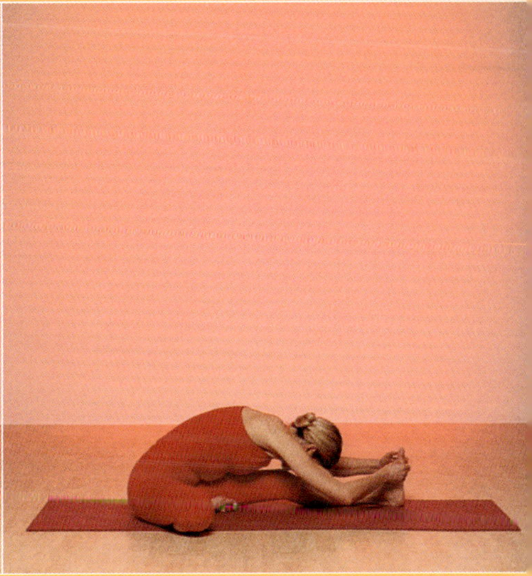

❻ Vorwärtsbeuge im Sitzen (S. 90–91)

7 Neue Kraft nach langer Fahrt

Wenn Sie lange unterwegs sind, können Sie häufig eine Pause einlegen und sich dehnen. Zum Abschalten helfen Ihnen die Übungsfolge »Seitwärtsbeuge« (Seite 68), die »Dehnung im Knien« (Seite 94) und die unten aufgezählten Haltungen. Beenden Sie das Programm mit einer Entspannungsübung (Seite 108).

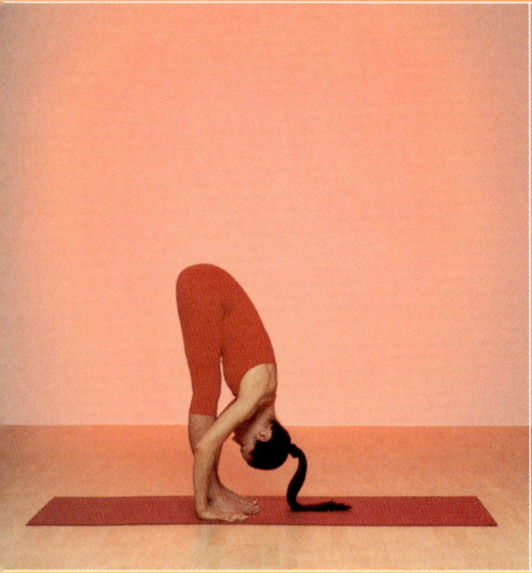

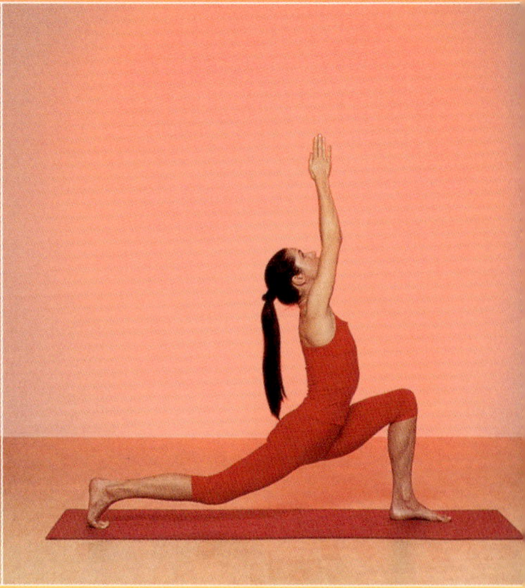

1 **Vorwärtsbeuge** (S. 38–39)

2 **Krieger mit Ausfallschritt** (S. 42–45)

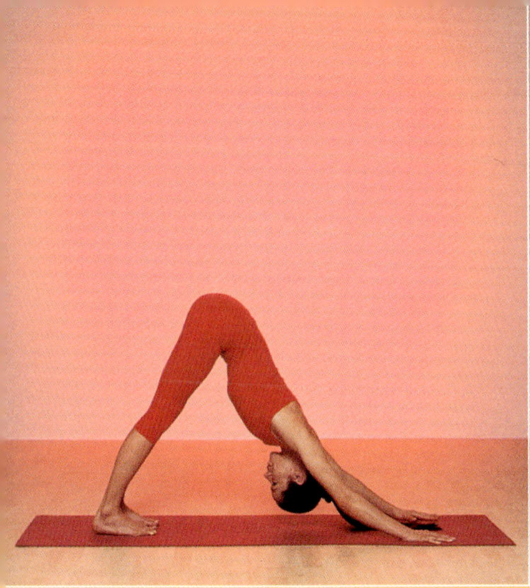

❸ Hund nach unten (S. 46–47)

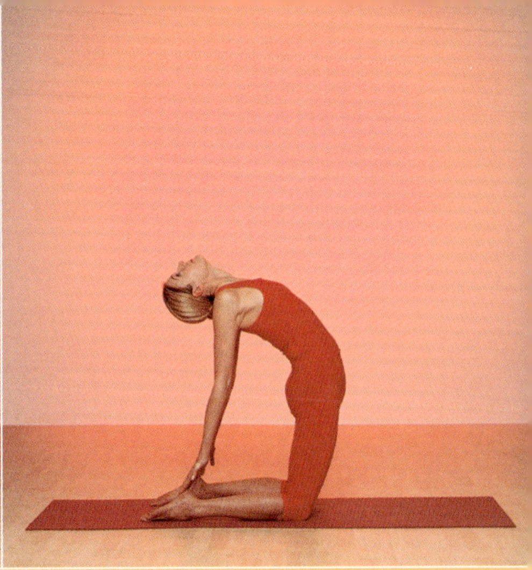

❹ Kamel (S. 78–79)

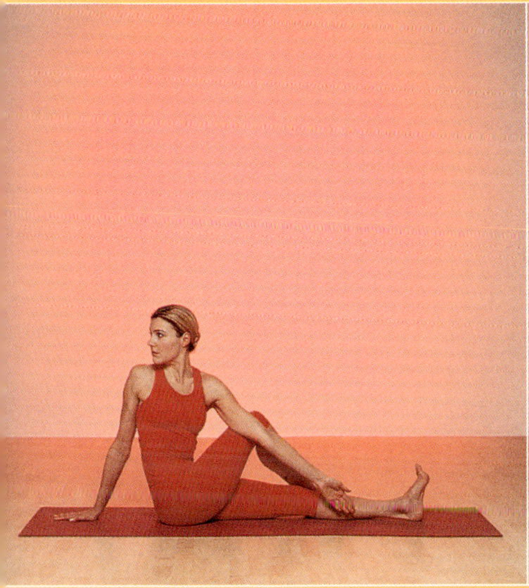

❺ Drehung im Sitzen (S. 98–99)

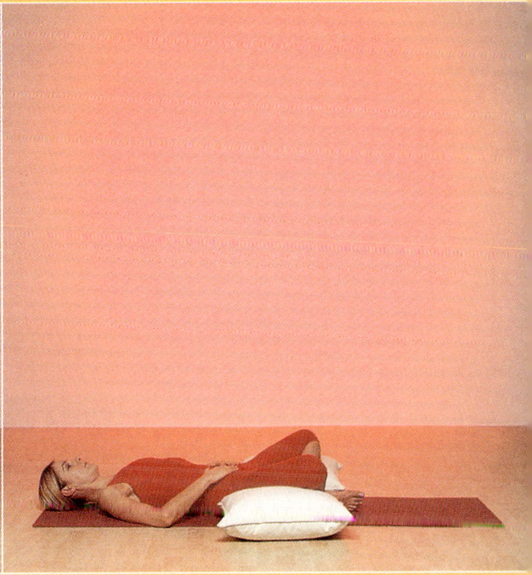

❻ Schmetterling im Liegen (S. 92–93)

REGISTER

Nützliche Adressen

BERUFSVERBAND DER YOGALEHRENDEN IN DEUTSCHLAND E.V.
Jüdenstr. 37
37073 Göttingen
Tel.: 05 51/488 38 08
Fax: 05 51/488 38 60
E-Mail: info@yoga.de
http://www.yoga.de

SCHWEIZERISCHE YOGA GESELLSCHAFT
Aarbergergasse 21
CH-3011 Bern
Tel.: 031/3 11 07 17
Fax: 031/3 11 07 17
E-Mail: sekretariat@syg.ch
http://www.yoga.ch

BERUFSVERBAND DER YOGALEHRENDEN IN ÖSTERREICH
Frau Erika Erber
Tel.: 01/5 48 82 22
E-Mail: boey@yoga.at
http://www.yoga.at

WWW.YOGA-SHOP.DE
Bestellmöglichkeiten rund ums Thema Yoga

Dank

DANK DES AUTORS

Ich danke meinen Lehrern und Schülern, insbesondere Sheri Greenaway, Dr. Shrikristina und David Swensary; Julie Bullock und Liz Taylor für ihre Hilfe beim Text; Dr. Robin Monra für sein Vertrauen; Jane und Anne-Marie für ihre unermüdliche Arbeit an Text und Layout und den Spaß, den wir bei der Arbeit hatten; und Nicky und Schroeder für das Überleben im letzten Jahr.

DANK DES VERLAGS

Danke an Catherine Mackenzie für die Hilfe beim Layout und Helen Ridge, Jane Simmands und Angela Wilkes für die Unterstützung beim Lektorat, Dorothy Frame für das Register, Katy Wall für die Umschlaggestaltung; und Anna Bedewell für die Bildrecherche.

Modelle: Jean Hall, Lee Hamblin, Cate Williams **Photoassistenz:** Nick Rayment **Frisuren und Make-up:** Hitoko Honbu (Hers) **Studio:** Air Studios Ltd.

BILDNACHWEIS

Der Verlag dankt den folgenden Organisationen und Personen für die freundliche Abdruckgenehmigung.
7: Getty Images/Pete Turner;
12: Getty Images/Jaques Copean.
Die Rechte für alle anderen Fotos liegen bei Dorling Kindersley. Weitere Informationen unter www.dkimages.com